W0055955

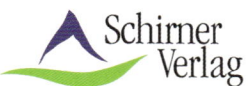

Schirner
Verlag

DAS BUCH

Neugierige und altgediente Fans der Klangschale werden in diesem Buch gleichermaßen fündig: Hier finden sich Tips zum Kauf von Klangschalen und Anregungen, was man – neben dem Spielen – alles mit einer Klangschale machen kann: Körperübungen, Massagen, Experimente; der einzigartige Klang dieses Instruments macht es zudem zu einer ausgezeichneten Meditationshilfe.

DER AUTOR

Michael Reimann, 1951 in Berlin geboren, studierte an der Kölner Musikhochschule Dirigieren und Chorleitung. Bekannt wurde er aus seiner Solo-Konzerttätigkeit als Multi-Instrumentalist und Obertonsänger mit »Klänge der Welt« sowie als Begleiter des Bundeswettbewerbs Gesang, Darsteller beim Saarländischen Rundfunk und Lehrbeauftragter der Saarbrücker Musikhochschule, Zusammenarbeit mit Joachim-Ernst Berendt, Christian Bollmann u.v.a.m. Seit 1987 gibt er Konzerte und Seminare in ganz Europa. Neben zahlreichen CDs hat er zudem bereits zwei Bücher veröffentlicht.

MICHAEL REIMANN

DAS KLANGSCHALEN-BUCH

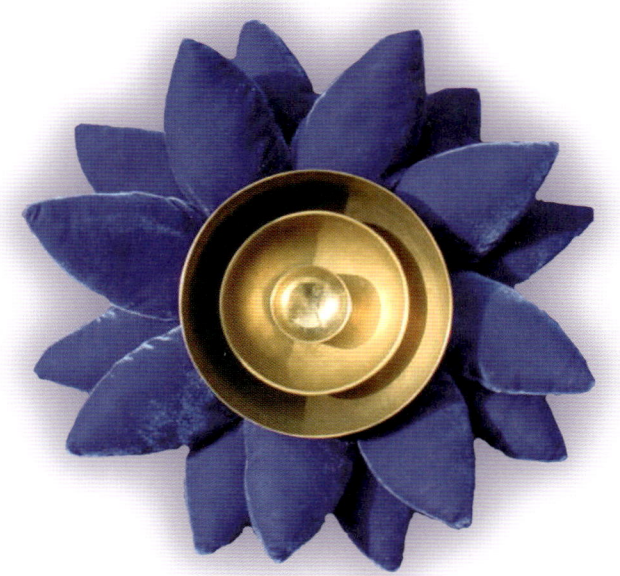

SPIELPRAXIS UND ANDERE
ANWENDUNGSMÖGLICHKEITEN

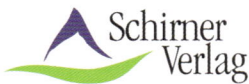

Schirner
Verlag

ISBN 978-3-8434-0157-9

Michael Reimann:	Umschlag:	Murat Karaçay, Schirner
Das Klangschalen-Buch	Fotografien:	siehe S. 76
Copyright © 2003	Satz & Redaktion:	Kirsten Glück, Schirner
Schirner Verlag, Darmstadt	Printed by:	OURDASdruckt!, Celle, Germany

www.schirner.com

8. Auflage April 2012

INHALTSVERZEICHNIS

Einführung 7

Der Kauf einer Klangschale 9

Klangeigenschaften 12
    Klangdauer 12
    Klangvolumen 13
    Grundtonfrequenz 13
    Obertonreichtum 13

Klang sehen 15

Tradition und Herstellung der Klangschalen 17

Das Zubehör 20
    Der Schlegel 20
    Die Unterlage 22

Das Spiel mit der Klangschale 23
    Der Anschlag 23
    Reibetechniken 24

Das Schwingungsgesetz der Obertöne 27
    Was sind Obertöne? 27
    Aufbau der Obertonreihe 29

Mit der Klangschale meditieren 31

Körperübungen mit der Klangschale 33
    Der direkte Kontakt 33
    Der indirekte Kontakt 39

Experimente mit der Klangschale 44
    Klang trinken 44

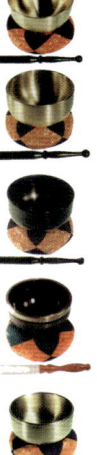

Klang umrühren 45
Klanggeist 46

Die Klangschale in der Massage 48
Klangmassage mit Klangschalen *von Claudia Krüger* ... 50

Kinder und Klangschalen 55
Übungsbeispiele 57

Die Wasserklangschale 60
Baden im Klang der Schale 64

Das Klangschalenorchester 65

Die Kristallklangschale 66

Besonderheiten 67
Die chinesische Wasserspringschale 67
Die Wha-Wha Tube 68
Das Röhrenglockenspiel 69
Die tibetische Gebetsglocke 70
Die Zimbeln 70

Handhabung und Pflege 72
Kann eine Schale kaputtgehen? 72
Kann eine Schale repariert werden? 73
Die Pflege 73

Der Klangschalen-Koan 75

Anhang 76
Klangschalendiskographie 76
Fotonachweis 76
Adressen 77

DAS KLANGSCHALEN-BUCH

EINFÜHRUNG

Herzlich willkommen zu einer Reise in die Welt des Klanges. Vielleicht sind Sie schon im Besitz einer oder mehrerer Klangschalen. Dann sind Sie bestimmt, so wie ich auch, begeistert von der Klarheit und Dauer des einzigartigen Klangs, der damit erzeugt werden kann. Nun suchen Sie Anregungen oder Tips, mit Ihrem Instrument umzugehen. In diesem Buch werden Sie garantiert fündig.

Sollten Sie noch keine Schale besitzen, so helfen Ihnen die Bezugsadressen im Anhang weiter. Allerdings rate ich Ihnen, eine Schale nicht unbedingt aus dem Katalog zu bestellen oder rein nach äußerlichen Kriterien zu erwerben. Denn neben dem äußeren Erscheinungsbild sollte (vom Preis einmal abgesehen) vor allem der Klang der Schale für Ihre Kaufentscheidung maßgebend sein. Denn der Klang ist die Seele des Instruments. Und durch Ihr Spiel wird er zum Leben erweckt.

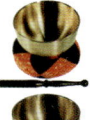
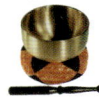

Der Anschlag mit einem falschen Schlegel (zu groß, zu klein, zu hart oder zu weich) muß somit zu einem falschen Höreindruck führen und kann möglicherweise Ihr Urteil über das Instrument verfälschen. Jede Schale, sofern sie in Handarbeit hergestellt wurde, ist ein Unikat und von ganz individuellen Klangeigenschaften geprägt. Entscheidend ist also zum einen Ihr persönlicher Eindruck vom Klang und zum anderen, zu welchem Zweck Sie die Schale verwenden möchten. Manchmal ist es schwierig, aus vielen schönen Schalen die richtige auszuwählen. Dann entscheiden Sie mit dem »Bauch«, hören auf Ihr Gefühl.

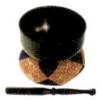
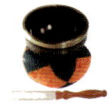
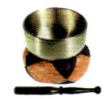
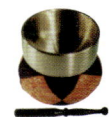

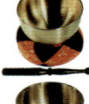
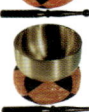
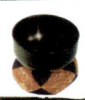
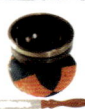
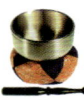
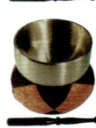

Eines steht fest: Zu allen Zeiten haben sich die Klangschalen in die Herzen der Menschen »getönt«, und ihr Zauber wirkt bis heute. Ihre Bedeutung für die Entwicklung unseres Hörens und unseres Bewußtseins ist nicht zu unterschätzen. Gerade in unserer lauten und hektischen Welt ist es nicht leicht, einen Ruhepunkt zu finden.

Auch wenn es für diejenigen unter Ihnen, die noch keine Schale besitzen, sonderbar klingen mag: Wenn eine Klangschale erklingt, richtet ihr Ton unsere Aufmerksamkeit auf die Stille, zieht uns mit sich fort in allumfassende Ruhe. Und dort zeigt sich der wahre Wert der Schale für unser Wohlbefinden: Ist das Wasser aufgewühlt, kann man nicht auf den Grund schauen. Ist die Oberfläche still, schaut man tiefer.

So können die Klangschalen mit ihren lang verklingenden Tönen eine großartige Meditationshilfe dabei sein, den Menschen zu jenem Ort zu führen, von dem er sich allzu leicht entfernt: zu sich selbst.

Ich wünsche Ihnen eine ruhige Hand, ein feines, akustisches Gespür und eine interessante Reise in die Erfahrungswelt des Klanges.

Michael Reimann,
Engelskirchen 2003

DER KAUF EINER KLANGSCHALE

So trivial es auch erscheinen mag: Das erste Kriterium für einen Klangschalen-Kauf ist manchmal der Preis. Große Schalen sehen imposant aus und sind entsprechend teuer, da der Preis nach Gewicht und Umfang bemessen wird. Um sich den Kauf vor Ort zu erleichtern, sollten Sie sich im Vorfeld für ein Limit entscheiden: Wieviel Geld möchten Sie höchstens investieren? Und glauben Sie mir: Spätestens bei einer »Superschale« können Sie schwach werden und Ihre Planung vergessen. Als Einstiegsinstrument empfehle ich Ihnen daher eine gut klingende, mittelgroße Schale, die Sie ab 80 Euro erstehen können.

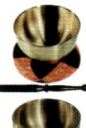

Nun haben Sie aber für gewöhnlich die Auswahl unter vielen Schalen und somit die Qual der Wahl. Welche ist nun die richtige? Lassen Sie Ihr Gehör und Ihr Gefühl entscheiden. Probieren Sie eine nach der anderen aus, bis Sie »Ihre« Schale gefunden haben.

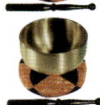

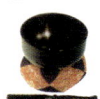

Wie Sie beim Ausprobieren merken werden, hat jede Schale eine eigene Persönlichkeit mit besonderen Klangeigenschaften. Wegen der großen Nachfrage gibt es nicht nur »alte« Schalen, sondern viele für den Markt neu produzierte, die allerdings nicht unbedingt besser klingen.

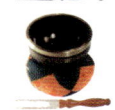

Auf den folgenden Fotos sehen Sie unterschiedliche Fabrikate aus verschiedenen Ländern.

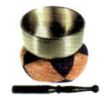

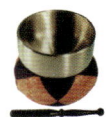

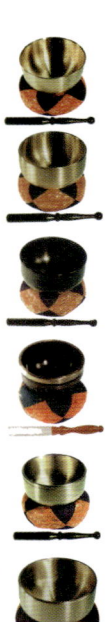

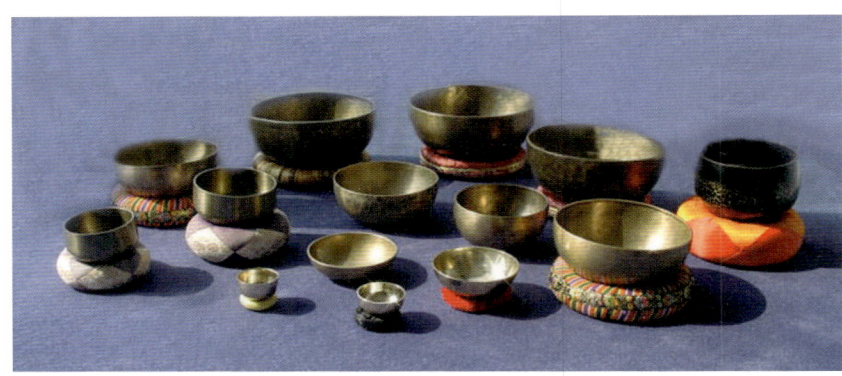

Abb. 1: *Verschiedene Klangschalen*

Der Klang einer Schale hängt von folgenden drei Faktoren ab:

· Dicke des Materials,
· Durchmesser (Größe) und
· Verarbeitung.

10

Ein guter Tip: Probieren Sie die Schale möglichst an einem ruhigen Ort aus. Nur so können Sie hören, ob sie rein – also ohne Nebengeräusche – klingt.

Ich habe einmal auf einer Hauptstraße in Indien eine vermeintlich preiswerte Schale erhandelt. In ruhiger Umgebung mußte ich dann leider feststellen, daß sie nach dem Anschlagen »schepperte«. Dieses unschöne Nebengeräusch entsteht, wenn ein auch noch so winziger Riß im Material vorhanden ist, den man bei oberflächlicher Betrachtung nicht entdekken kann. Bei gedrehten Schalen aus Messing gibt es diesbezüglich kaum Bedenken. Aber wie gesagt: Ihr Gehör ist entscheidend.

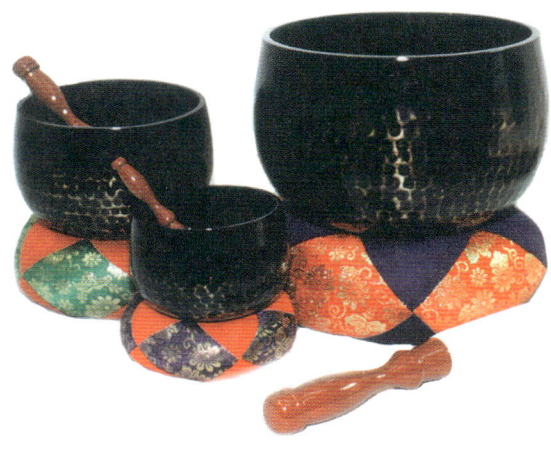

Abb. 2: **Chinesische Klangschalen**

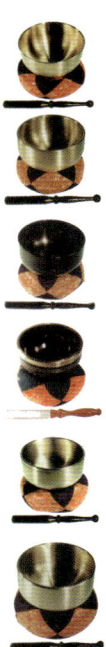

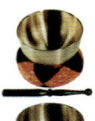
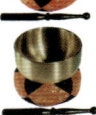
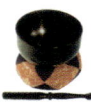

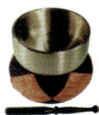

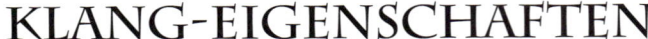

KLANG-EIGENSCHAFTEN

Trotz eines offensichtlich dominierenden hörbaren Grundtons – ich möchte ihn als Grundklang bezeichnen – können wir nun, als Ergebnis der Herstellungsmerkmale (Dicke – Durchmesser – Verarbeitung), folgende Klang-eigenschaften unterscheiden:

- die KLANGDAUER,
- das KLANGVOLUMEN,
- die GRUNDTONFREQUENZ und
- den OBERTONREICHTUM.

KLANGDAUER

Entscheidend ist hier die Stärke des Anschlags: Je stärker er ist, desto länger wird die Schale ausklingen. Und gerade diese Eigenschaft ist es, die an den Schalen so sehr fasziniert, denn sie weist uns den Weg in die Stille. Mehr darüber finden Sie im Kapitel MIT DER KLANGSCHALE MEDITIEREN.

Der charakteristische Klangschalen-Sound setzt mit einem vergleichsweise lauten Ton ein und vermindert sich beständig, bis wir ihn nicht mehr wahrnehmen. Diese Technik können Sie immer wieder anwenden. Es gibt aber auch Anschlagtechniken, die das Unterbrechen des Klangerlebnisses verhindern, zum Beispiel das Reiben, das im Kapitel SPIEL-TECHNIKEN beschrieben ist.

KLANG-VOLUMEN

Wie bei Glocken ist die »Größe«, das Volumen, des Klanges einer Schale von ihrer Größe abhängig. Die Schalen in Gebrauchsgröße haben je nach Bauart sehr unterschiedliche Klangfarben, die davon abhängen, ob die Schalen einen flachen oder hohen Rand haben und aus welchen Materialien sie gefertigt sind. Die Vielfalt ist groß, wie aus den Fotos ersichtlich.

GRUNDTON-FREQUENZ

Beim Anschlag kann auch eine sehr große Schale sehr hoch klingen, wenn – zum Beispiel durch einen zu kleinen oder harten Schlegel – nur ein Teil der Materie in Schwingung versetzt wird. Wenn Sie aufmerksam lauschen, hören Sie fast immer mehrere Töne: einen meist tiefen Grundton und einige höher liegende. Dies sind die Obertöne, hohe Töne, die den Gesamtklang der Schale bestimmen.

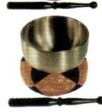
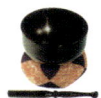

Interessant wird es, wenn Sie glauben, Sie würden wirklich nur einen Ton hören. Jeder Ton (außer dem Sinuston, siehe Kapitel DAS SCHWINGUNGSGESETZ DER OBERTÖNE) besteht immer aus Teiltönen, so daß Sie bei intensivstem Nachhören in jedem Fall auf diese Töne stoßen.

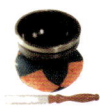
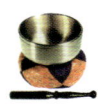

OBERTON-REICHTUM

Wenn Sie eine Klangschale zum Klingen bringen, hören Sie vermutlich erst einmal ein »Gemisch« aus vielen unterschiedlichen Tönen. Diese hohen und tiefen Töne entstehen,

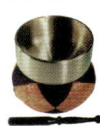

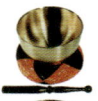
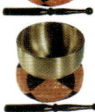
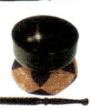
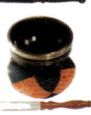
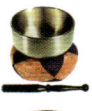
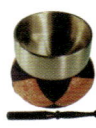

weil die Schale nicht nur in ihrer Ganzheit schwingt, sondern auch in großen oder kleinen Teilbereichen, die wiederum verschiedene Schwingungen erzeugen.

Der tiefste Ton, den Sie wahrnehmen können, dürfte der Grundton sein. Er ist für den Gesamtklang verantwortlich. Über ihm schwingen meist sehr helle Teiltöne mit, die, wenn sie gut zum Grundton passen, einen in seiner Gesamtheit harmonischen Höreindruck hinterlassen. Ist jedoch eine Dissonanz (ein nicht harmonischer Zusammenklang mit dem Grundton) auszumachen, so werden die Töne einen weniger guten Höreindruck vermitteln.

14

KLANG SEHEN

Was wir sonst nur hören können, zeigen uns diese Schwingungsfiguren eines Oszilloskops (Phasenkorrelations-Meßgerät): Auf dem ersten Foto (Abb. 3) sehen Sie einen Klang, der von unterschiedlichen Instrumenten erzeugt wird.

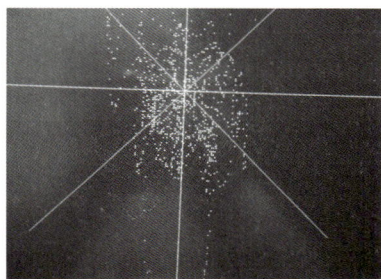

Abb. 3: **Mischung von Tönen**

Auf dem zweiten und dritten Foto (Abb. 4, 5) erkennen Sie die Klänge von Klangschalen, die einen klaren, gebündelten Ton mit Obertonanteilen erzeugen. Erstaunlich sind dabei die pulsierenden, immer in Veränderung begriffenen, ausgewogenen Figuren, die uns die Harmonie der Klänge sichtbar machen.

Bemerkenswert sind die Figuren, die von diesen Klangschalenschwingungen erzeugt wurden. Auf dem oberen Bild (Abb. 5) sehen Sie einen kreisförmigen Klang. Der Kreis gilt als die harmonischste und per-

Abb. 4, 5: **Klangschalentöne**

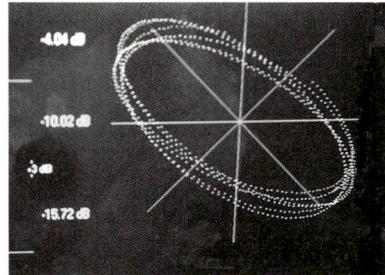

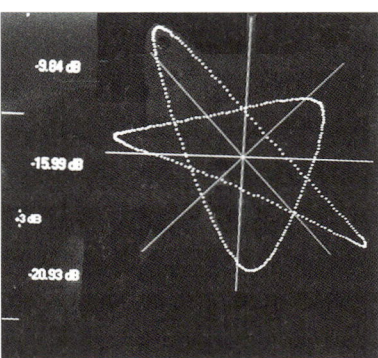

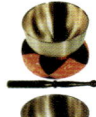
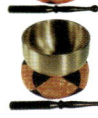
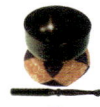
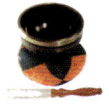
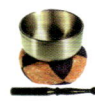
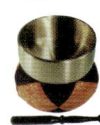

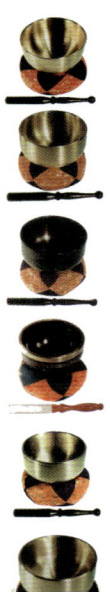

feste geometrische Figur! Auf dem unteren (siehe umseitig) sehen Sie ein Fünfeck. Und wenn wir an die Quadratur des Kreises von Leonardo da Vinci denken, so würde diese Figur – stellvertretend für den Körper des Menschen – perfekt in den Kreis hineinpassen.

16

TRADITION UND HERSTELLUNG DER KLANGSCHALEN

Um diesem an der Praxis orientierten Buch gerecht zu werden, möchte ich hier nur das Wesentlichste über Geschichte und Herstellung der Schalen zusammenfassen.

Wenn Sie einmal nach Asien kommen, werden Sie schnell feststellen, daß die Klangschalen allgegenwärtig sind und auf verschiedene Weise eingesetzt werden: So findet sich auf fast jedem Altar eine Klangschale. Man erklärte mir, daß sie von jeher neben Räucherwerk und Gebet als weiteres, akustisches, »Signal« bei der Anrufung der Göttlichkeit in religiösen Zeremonien Verwendung finden. Viel älter aber dürften die Schalen der Mönche sein, die diese als Bettel- und Eßschale verwendeten. Und so banal es auch klingt: In Tibet werden Klangschalen auch als Haushaltsgegenstände genutzt – beim Kochen.

Die größte Version der Klangschale ist die Glocke, die in Asien meist über einem Erd-

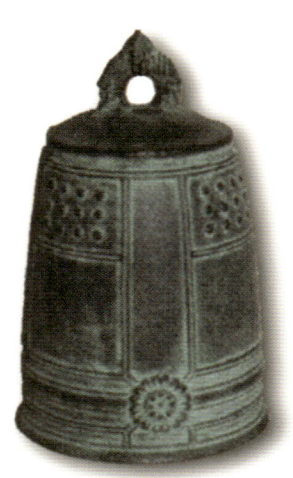

Abb. 6: *Erdglocke*

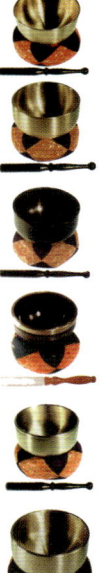

17

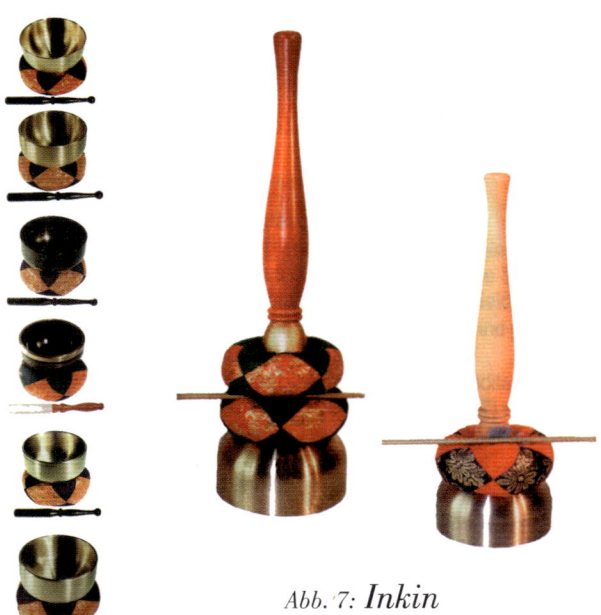

loch hängt. In tibetischen und japanischen Klöstern wird sie mit einem großen Holzbalken zum Klingen gebracht.

Die kleinste ihrer Art ist die Inkin, sie ist an einem Stab befestigt und wird, vor allem im Zen-Buddhismus, bei Meditationen verwendet.

Abb. 7: *Inkin*

Die tibetischen Schalen bestehen meist aus sieben Metallen: Gold, Silber, Kupfer, Eisen, Zinn, Blei und Quecksilber.

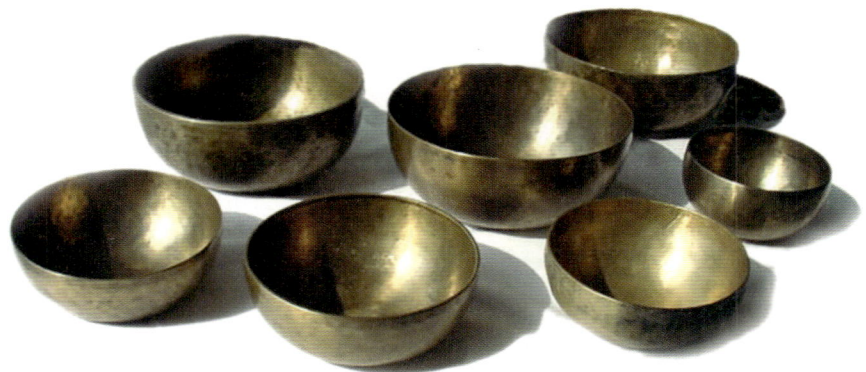

Abb. 8: *Tibetische Schalen*

Ergänzende ausführliche und schön bebilderte Beschreibungen zu unterschiedlichen Schalen finden Sie in den Büchern GESANG DER STILLE von David Lindner und KLANGSCHALEN von Peter Hess (letzteres z.Z. vergriffen).

EINE BITTE:

Auf der folgenden Abbildung sehen Sie einen Schriftzug auf einer meiner alten Schalen. Sollten Sie ihn entziffern können, rufen Sie mich bitte an, und sagen mir, was er bedeutet – ich versuche schon lange, es herauszufinden.

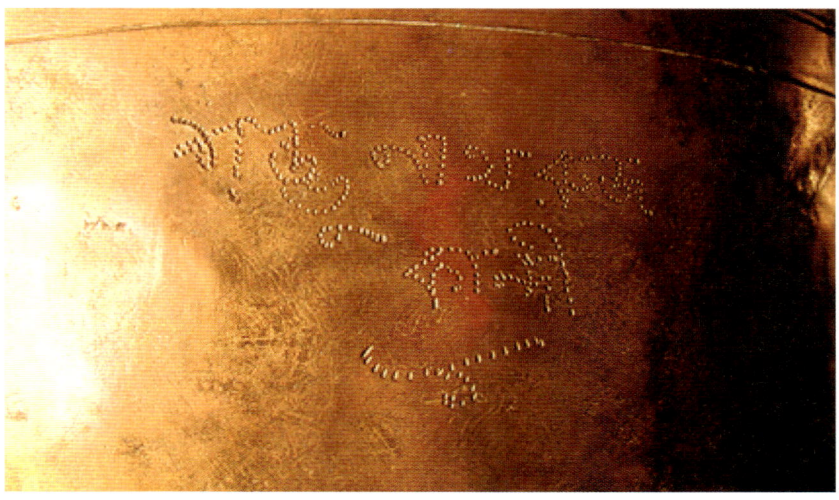

Abb. 9: Geheimnisvoller Schriftzug

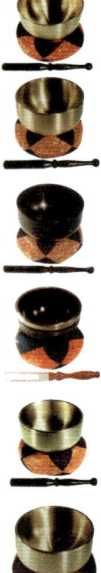

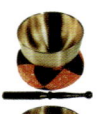
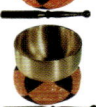
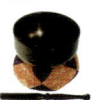
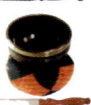

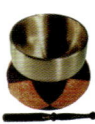

DAS ZUBEHÖR

DER SCHLEGEL

Der »richtige« Schlegel ist immer der, der die ganze Masse der Schale in Schwingung versetzen kann. Ein kleinerer würde immer nur Teilschwingungen (Obertöne) erzeugen, ein zu großer oder zu weicher Schlegel nur die tiefen Frequenzen zum Klingen bringen.

Der richtige Schlegel ist also entscheidend für die Klangqualität. Versuchen Sie es! Nur durch Ausprobieren erlangen Sie das Gespür und die Hör-Erfahrung, die für eine Auswahl notwendig sind. Auch der Improvisation sind hier keine Grenzen gesetzt. Ich habe zum Beispiel einen Paukenschlegel aus Filz mit einem Lammfell umwickelt. Dieser ist selbst für größere Gongs geeignet.

Zu Ihrer Orientierung sehen Sie hier die Schlegel, die ich selbst benutze und die auch in Fachgeschäften erhältlich sind.

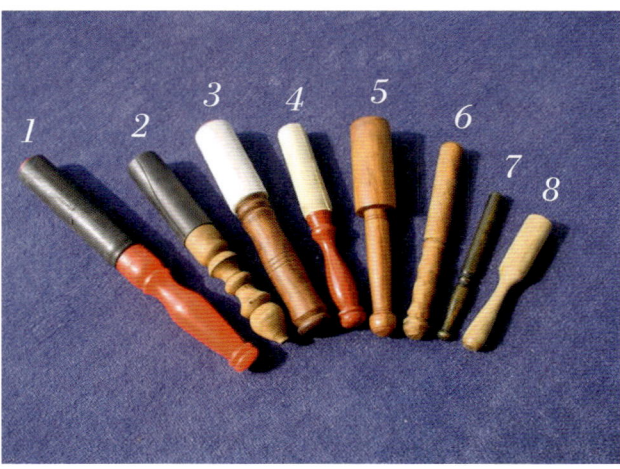

Abb. 10:
1 und 2
Gummi-
schlegel;
3 Filz-
schlegel,
4 Leder-
schlegel;
5, 6, 7, 8:
Holzschlegel

Der richtige Schlegel wird natürlich auch nach der Spiel- oder Anschlagsart gewählt. Sie können eine sehr kleine Schale mit einem kleinen Holzschlegel anschlagen. Für die Reibetechnik würde ich hingegen einen größeren empfehlen.

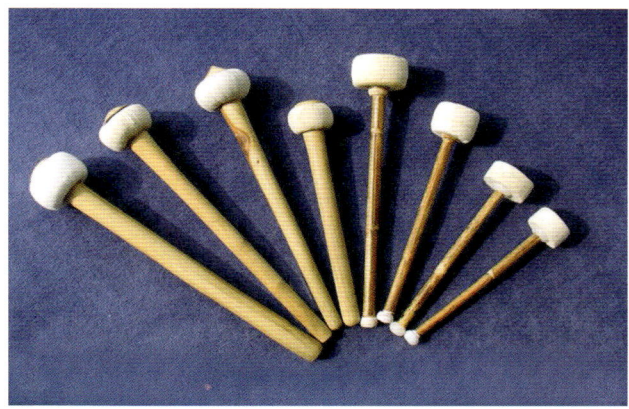

Abb. 11: links – 4 Leinenumwickelte Schlegel; rechts – 4 Filzschlegel

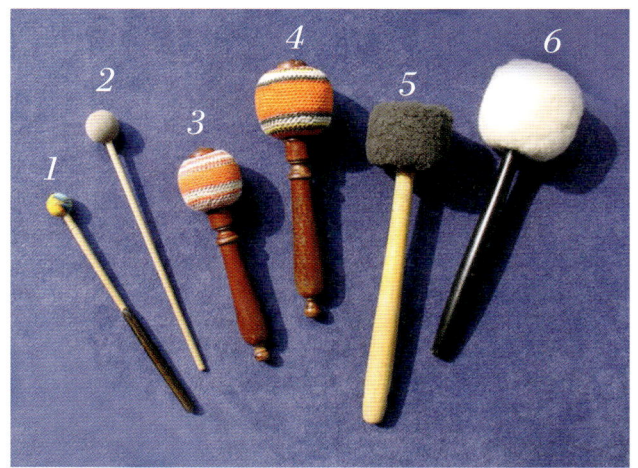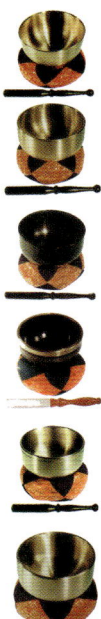

Abb. 12: Vollgummischlegel (1), Filzschlegel (2), Buckelgongschlegel (3,4), Paukenschlegel (5,6)

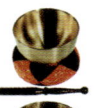
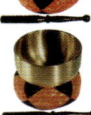

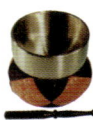

DIE UNTERLAGE

Die passende Unterlage ist entscheidend für einen schönen und freien Klang. Die Auswahl wird bestimmt vom Verhältnis von Größe, Beschaffenheit und Anwendungsgebiet der Schale.

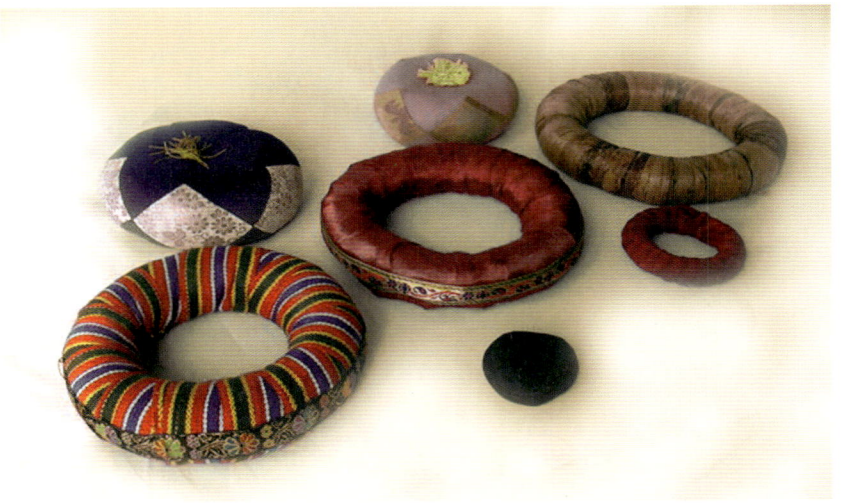

Abb. 13: **Unterlagen: Gummiring, Kissen, Bastring**

Die Standardunterlagen sind ein Ring oder ein flaches Kissen. Auch hier sollten die Verhältnisse stimmen. Plazieren Sie also keine große Schale auf einem kleinen Kissen und umgekehrt.

Für meine großen Schalen haben sich Ringe mit Bastumwicklung bewährt, wie sie zum Herstellen von Adventskränzen in Bastelläden erhältlich sind.

DAS SPIEL MIT DER KLANGSCHALE

DER ANSCHLAG

Grundsätzlich bevorzuge ich beim Umgang mit der Schale eine Haltung, bei der ich sie auf meinen Fingerspitzen trage – zumindest dann, wenn ich sie konzertant spiele oder sie zum Mund führe (Näheres darüber im Kapitel ÜBER DAS SPIEL). Der Vorteil dieser Handhaltung ist, daß man die Schwingungen mit den Fingerspitzen erspüren kann, wo ja bekanntlich unsere Nerven und Meridiane, die energetischen Kanäle, enden. Deswegen ließe sich die Übertragung der Schalenvibration auf diese sensiblen Körperregionen sogar als therapeutisch bezeichnen. Man spricht nicht umsonst von »Fingerspitzengefühl«.

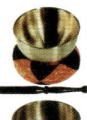
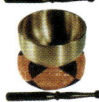
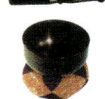
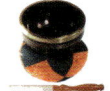
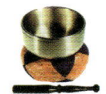
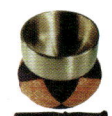

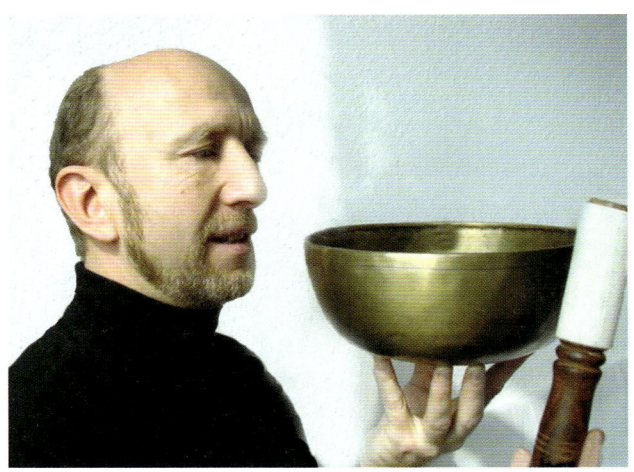

Abb. 14:

Optimale Spielhaltung: Schale auf Fingerspitzen

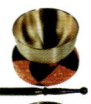
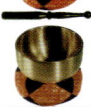

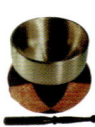

Wem diese Haltung zu unsicher scheint, der möge die Schale auf die flache Handfläche stellen. Grundsätzlich gilt auch hier:

Je weniger sie festgehalten wird, desto freier das Schwingungsverhalten und desto schöner ihr Klang.

Ausgenommen sind hier die Anwendungen im direkten Körperkontakt, bei dem die Schwingungsübertragung auf den Menschen beabsichtigt ist.

In meinen Seminaren praktiziere ich folgende Methode: Ich schlage die Schale mit einem Buckelgongschlegel am Rand an und lasse die Testperson erst den tiefen Grundton wahrnehmen, indem ich die Schale relativ nah vor sie halte. Nicht jedem ist dies auch angenehm. Achten Sie also bitte auf die Reaktion Ihres Partners.

Dann bewege ich die Schale in Richtung Stirn und halte den Holzgriff des Schlegels vorsichtig an den Rand der schwingenden Schale, bis ein Oberton erklingt. Mit dem Verklingen bewege ich die Schale über den Kopfbereich, bis sie ausgeklungen ist.

REIBETECHNIKEN

Die spontanste Reaktion mit einer Schale dürfte ein Schlag gegen dieselbe sein. Man möchte sie »singen« hören. Aber auch hierbei ist der Anschlagspunkt entscheidend für das Klangerlebnis. Es sollte ein Punkt am oberen Rand der Schale gewählt werden, da die Schwingungsfähigkeit der Schale im mittleren bis unteren Abschnitt nachläßt.

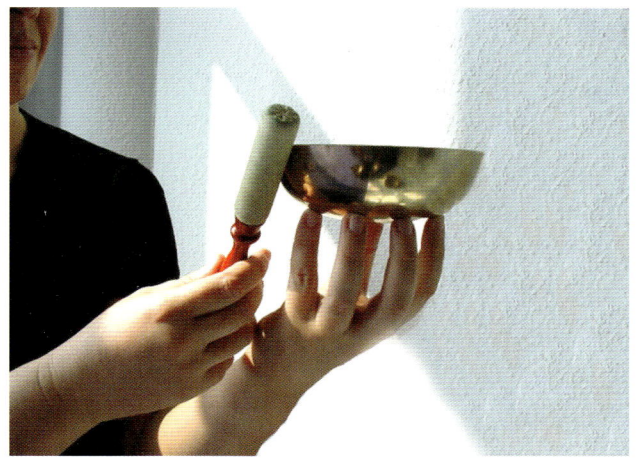

Eine viel geheimnisvollere Art der Klangerzeugung ist die des Reibens. Verwenden Sie dafür einen Holzschlegel, und drücken Sie ihn relativ fest an den Rand der Schale. Nun beginnen Sie, ihn langsam kreisförmig um den Schalenrand zu bewegen. Dies darf nicht zu langsam und nicht zu schnell geschehen. Nach einigen Versuchen werden Sie ein Gefühl dafür bekommen haben.

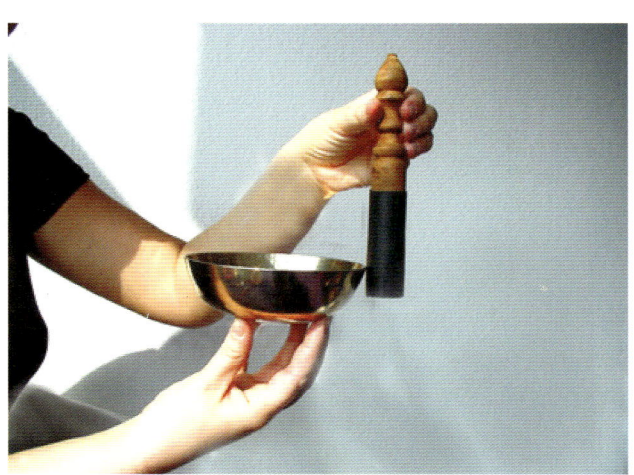

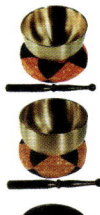
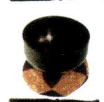
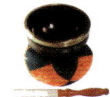
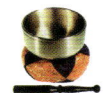
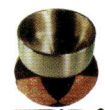

Abb. 16:
Das Reiben der Schale

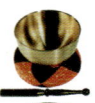
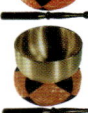

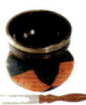

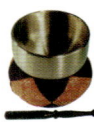

Beim Reiben beginnt sich wie aus der Ferne ein leiser und immer stärker werdender Ton zu entwickeln. So lange, bis er eine Lautstärke erreicht hat, bei welcher der Schlegel nicht mehr an den Rand gehalten werden kann und in einem schnarrenden, unschönen Geräusch an diesem hin und her scheppert. Irgendwann hat man es bei dieser Spieltechnik im Gefühl, wann dieser Zeitpunkt gekommen ist, und verweilt vorher bei einer mäßigen Geschwindigkeit.

Die Schlegel, die hier zur Anwendung kommen, können mit Leder oder Gummi ummantelt sein. Größere Schalen kommen mit Holzschlegeln schneller ins Schwingen.

Statt den Schlegel rund um den Rand der Schale zu reiben, kann man auch mit einer Hinundherbewegung arbeiten. Das tut dem kontinuierlichen Klingen der Schale erstaunlicherweise keinen Abbruch.

26

DAS SCHWINGUNGSGESETZ DER OBERTÖNE

WAS SIND OBERTÖNE?

Zum tieferen Verständnis des Klangspektrums einer Klangschale möchte ich Ihnen hier das Naturtongesetz der Obertöne veranschaulichen. Es entspricht ungefähr dem des Farbspektrums, allerdings in einer sehr differenzierten Dimension.

Ein Klang ist die Summe vieler einzelner Töne: eben der Obertöne. So wie wir das Licht durch ein Prisma schicken, um erst dadurch die Farben in ihm zu entdecken, können wir auch auf vielen Wegen die einzelnen Farben der Musik hörbar machen.

Diese Klangfarben werden durch die unterschiedliche Dominanz einzelner Obertöne bestimmt: den Formanten oder sogenannten Resonanzfrequenzen. Durch diese Klangfarben unterscheiden wir die Klänge unserer Umwelt, zum Beispiel den Ton eines Cellos von dem einer Kreissäge. Der erstere hat eine konsonante, das heißt gleichmäßige, Schwingung, der andere schwingt dissonant, also ungleichmäßig.

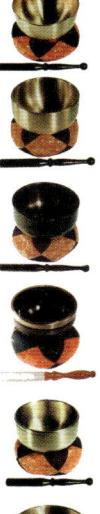

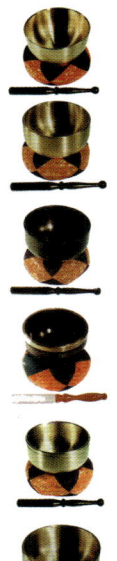

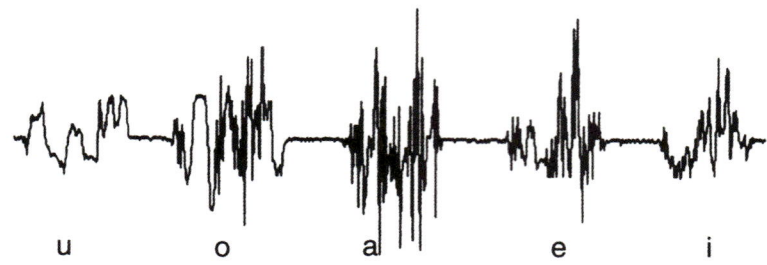

u o a e i

Abb. 17: Gesungene Vokale mit Obertonanteilen

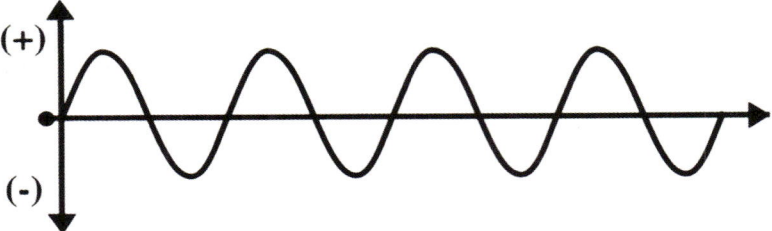

(+)

(-)

Abb. 18: Sinuston, keine Obertöne

28

Obertöne wirken als ein Naturgesetz der Schwingung in und um uns. Sie sind tönender Ausdruck der Materie (Schöpfung). Ja, man spricht sogar von seelischen Schwingungen.

Wenn Sie sich diesen Klängen intensiv zuwenden, werden Sie feststellen: Es gibt keine »falschen« Töne! So wie es kein falsches Wetter gibt.

Obwohl die Menschheit schon sehr früh mit Saiten- und Blasinstrumenten umging, entwickelte sich doch das Bewußtsein für differenzierte Klänge erst später. So betrieb Pythagoras (griech. Philosoph, ca. 582–507 v. Chr.) in seiner Schule die ersten Forschungen rund um die harmonisch-mathematischen Proportionen.

AUFBAU DER OBERTONREIHE

Den Obertönen kommen wir, wenn wir sie verstehen und nachvollziehen wollen, naturgemäß am ehesten mit musikalischen Experimenten näher. Lassen wir eine Saite in ihrer Ganzheit schwingen, so hören wir einen ganz bestimmten Ton. Sie können es gut mit einer Gitarre, mit einem Cello, einer Harfe oder einem Flügel ausprobieren.

Teilen wir jetzt die Saite mit einem Finger genau in ihrer Mitte, so hören wir den ersten Oberton. Unsere Saite bewegt sich in zwei gleichen Teilen, sie wurde halbiert. Nur unsere Ohren sagen uns hier ganz genau, wo die Mitte zu finden ist. An diesem Punkt, und nur an dieser Stelle, HÖREN wir die Mitte, genauer gesagt: den Oktavton. Aus der Teilung der einen Saite in zwei Teile, erhalten wir den Wert 1:2. Aus einer großen Schwingung werden zwei kleine. Der Grundton wird demnach auch zum ersten Oberton.

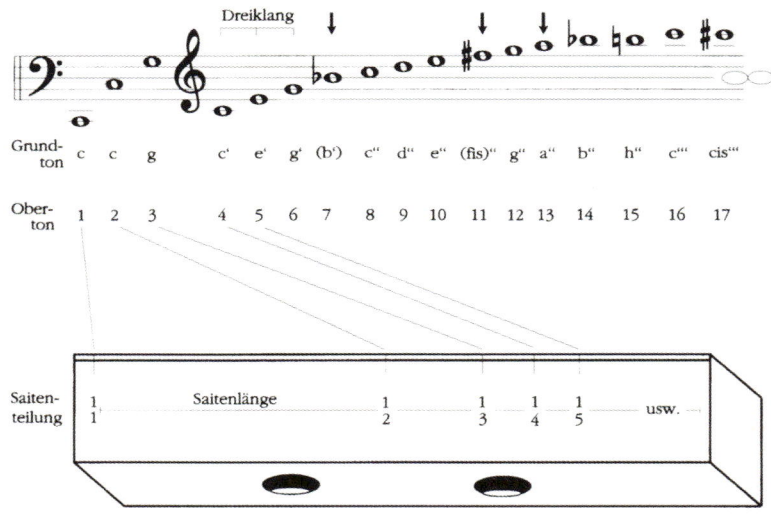
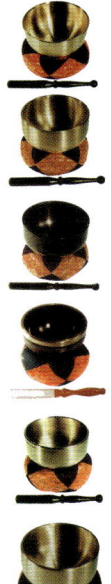

Abb. 19: *Obertonreihe*

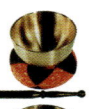
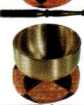

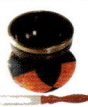
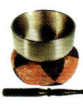
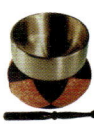

Dieses Schwingungsgesetz wirkt in allem, was in eine beständige Schwingung versetzt werden kann, also auch in unseren Klangschalen. Da diese in ihrer Form sehr symmetrisch und ausgeglichen gebaut wurden, schwingen sie auch in der entsprechenden Ausgewogenheit.

Selbst in einem größeren Schneckengehäuse, das in Indien und Tibet schon seit langer Zeit als Ritualinstrument Verwendung findet, erklingen diese Tonfolgen.

Eine wunderschöne und faszinierende Art, die Obertonschwingungen einer Klangschale mittlerer Größe zu isolieren und hörbar zu machen, ist das »Klang trinken«, das im Kapitel EXPERIMENTE MIT DER KLANGSCHALE noch einmal genauer beschrieben wird. Dabei schlagen wir die Schale weich an und bringen sie mit ihrem Rand – dort, wo sie am stärksten schwingt – nah an unsere Lippen. Dann öffnen und schließen wir unsere Lippen wie Karpfen – mal langsamer, mal schneller – und bewegen dabei unsere Zunge.

Die Frequenzen der Schale gelangen in unseren Mundraum. Je nach Größe, abhängig von unserer Zungenstellung, erklingen Obertöne. Liegt die Zunge oben, so hören wir hohe Obertöne, liegt sie unten, hören wir tiefe.

MIT DER KLANGSCHALE MEDITIEREN

Die »klassische« und wahrscheinlich älteste Art zu meditieren ist, einfach in Stille zu sitzen. So einfach es klingt, so schwer ist dies in der Praxis. Wer einmal versucht hat, seinen Körper und seinen Geist zur Ruhe zu bringen, der weiß, daß gerade in solchen Augenblicken alle möglichen und unmöglichen Gedanken und Körperreaktionen auftauchen.

Hier kommt nun unsere Klangschale zum Einsatz. Neben dem Hinführen in die Stille kann sie als Anfangs- und Endsignal der Aktivitäten einer Gruppe eingesetzt werden, ohne daß ein Wort gesagt werden muß. Das Wunderbare an ihrem Verklingen ist, daß ihre Töne den Raum mit Stille und Ruhe erfüllen und den, der sie vernimmt, gleichfalls zur Ruhe bringen. Der Klang bündelt unsere Aufmerksamkeit. Während er verebbt, segelt unser Bewußtsein auf den Wellen des Klanges bis in die Unendlichkeit der Stille.

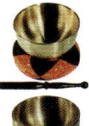
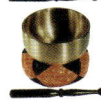
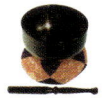
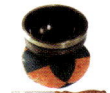
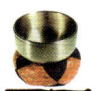
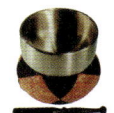

Abb. 20:
Zen-
Klangschalen
aus Japan

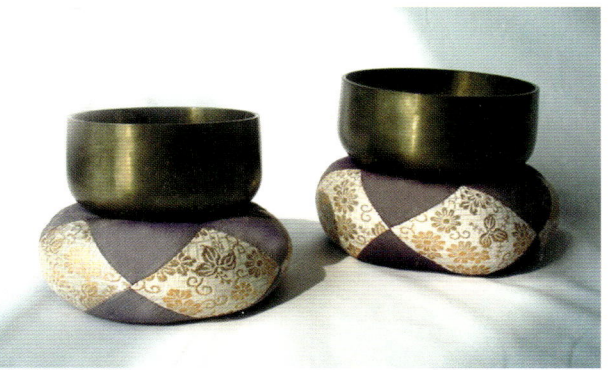

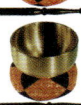

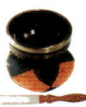

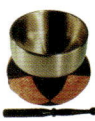

Indem unser Hörsinn – immerhin der erste und letzte aktive Sinn in unserem Leben – durch den Klang gefesselt wird, werden alle anderen Gedanken zum Schweigen gebracht, es gibt nur noch den Klang selbst. Diese Tatsache trägt schon wesentlich zu einer Beruhigung unseres Selbst bei. Lauschen wir dann noch unserem Atem, so sind wir mitten in der Meditation.

Als bestes Beispiel, wie Sie mit Klängen in meditative Zustände gelangen können, möchte ich die Klangschale anführen. Als Anfangs- und Endsignal bei Meditationen in einer Gruppe sehr hilfreich, kann sie mit ihrem lang anhaltenden Ton den Sitzenden mit in die innere Ruhe nehmen. Das Prinzip des »Diminuendo« (Leiserwerden), das bei jedem Auslösen eines Klangs (z.B. durch Anschlagen) beginnt, machen wir uns zunutze, indem wir quasi mit unserer Aufmerksamkeit auf dem verklingenden Ton in die Stille gehen. In dem Maße, in dem der Ton der Klangschale verklingt, breitet sich auch in uns Stille aus.

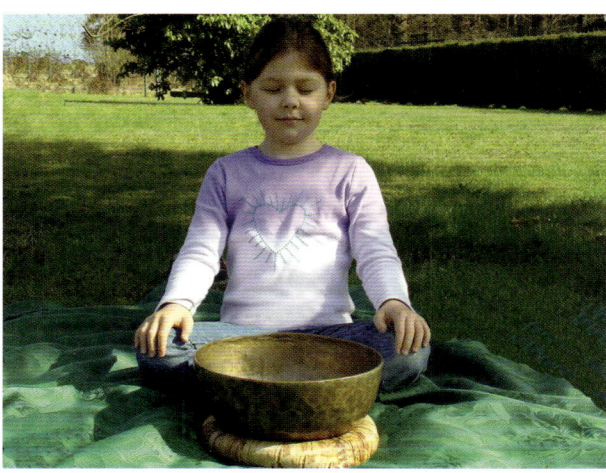

Abb. 21:
Victoria,
versunken in
den Klang
der Schale

DAS KLANGSCHALEN-BUCH

KÖRPERÜBUNGEN MIT DER KLANGSCHALE

DER DIREKTE KONTAKT

Die erste Resonanzerfahrung mit einer Klangschale machen wir wohl meist in unserer Hand: wenn wir die Schale zum ersten Mal anschlagen. Wir spüren zwar nur den Teil der Schale, der am geringsten schwingt, doch das ist schon nicht wenig.

Uns bieten sich nun zwei Möglichkeiten der Handhabung: Wir können die Schale auf der flachen Handfläche oder auf den Fingerspitzen halten. Beide Arten haben eine therapeutische Wirkung. Aus der Akupunktur wissen wir, daß das Abbild des ganzen Menschen in Ohr, Zunge, Hand- und Fußfläche vorhanden ist. Wenn wir nun eine Schale mit unserer Hand halten und sie ertönen lassen, können wir davon ausgehen, daß die Körperregionen, die mit der Schwingung in Berührung kommen, auch auf sie reagieren. Ebenso befinden sich an unseren Fingerspitzen bestimmte Nervenenden, die die Vibrationen der Schale aufnehmen.

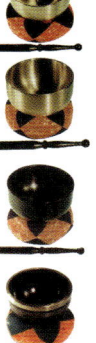

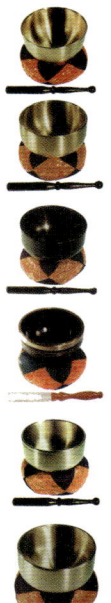

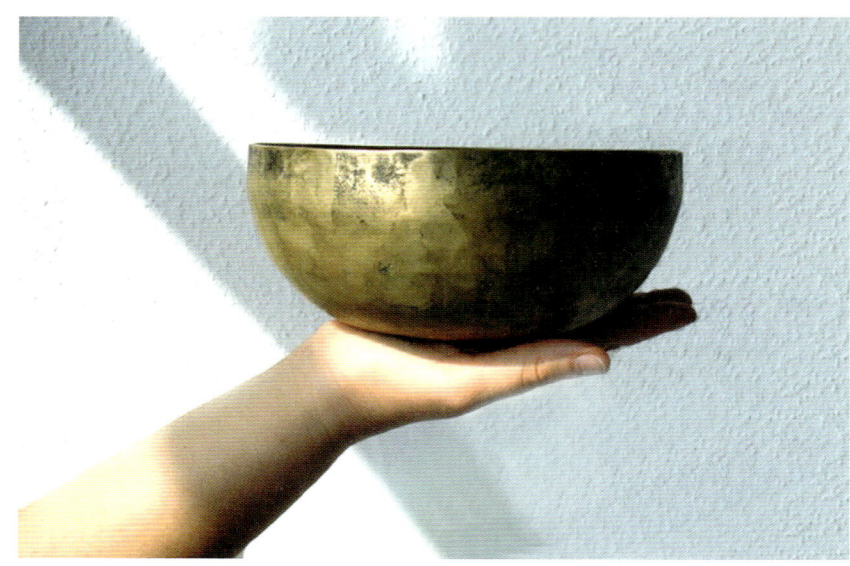

Abb. 22: Schale auf der Handfläche

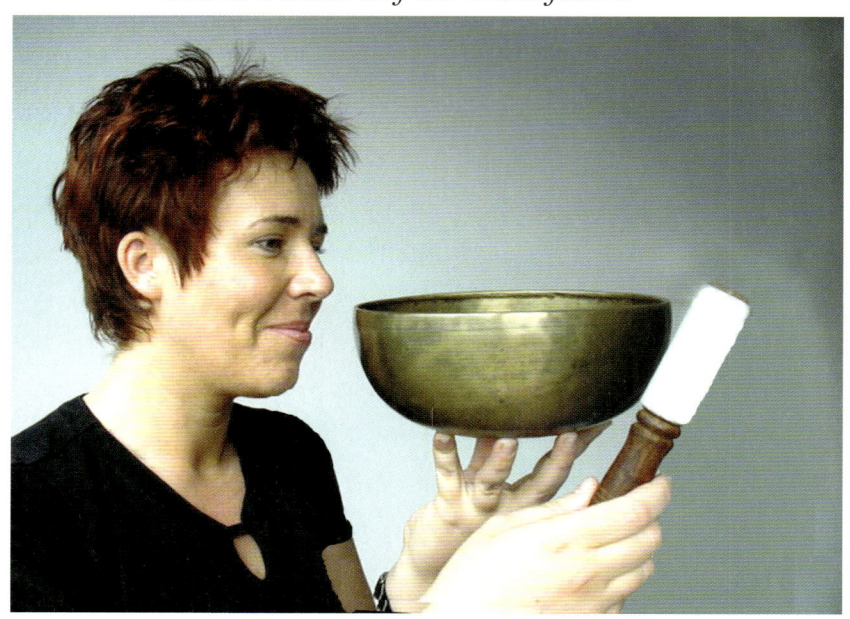

Abb. 23: Schale auf den Fingerspitzen

Der engste Kontakt zu einer Schale – und wohl die meist-praktizierte Übung – entsteht, indem wir die Klangschale auf den Bauch stellen. Dazu eignen sich natürlich die großen tibetischen Schalen am besten. Als Auflagepunkt wählen wir den Solarplexus – auch Sonnengeflecht genannt –, unterhalb des Brustbeinendes und oberhalb des Nabels, an dem zahlreiche Nervenbahnen zusammenlaufen. Sie können sich leicht vorstellen, daß Sie über diese Stelle Ihren Körper am effektivsten mit den Klängen erreichen.

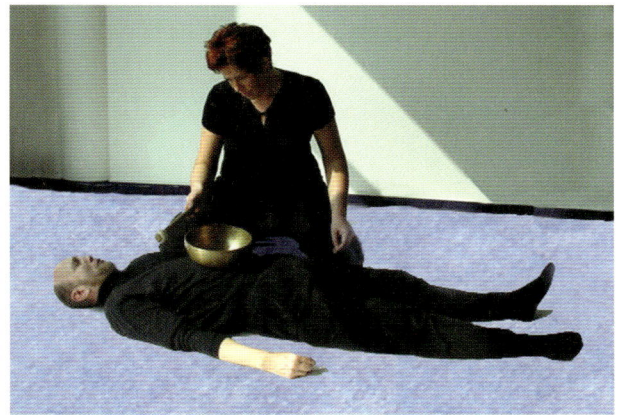

Abb. 24: Schale auf dem Bauch

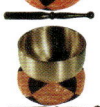
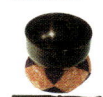
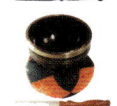
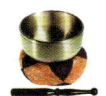
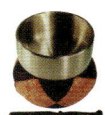

Im Brustbereich ist die intensivste Übertragungsstelle das Brustbein (Sternum). Die Rippen laufen dort auf einer Linie zusammen und leiten dadurch die Schwingungen der Schale die Rippenbögen entlang um den Körper herum.

ACHTUNG: Bei allen liegenden Positionen ist es ratsam, den Körper mit einer Kissenrolle zu stützen – bei Rückenlage unter den Knien, bei Bauchlage unter den Füßen.

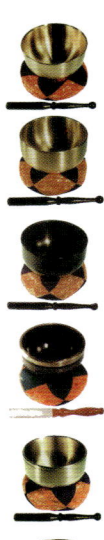

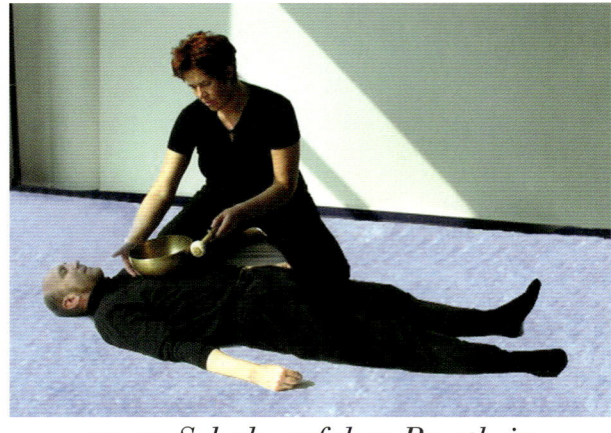

Abb. 25: *Schale auf dem Brustbein*

Wenn Sie andere Körperbereiche, wie nachfolgend das Becken, beschallen wollen, ist ein Anschlag ohne das Festhalten der Schale kaum noch möglich. Zum Stabilisieren plazieren Sie die Schale an die entsprechende Stelle und halten Sie beim Anschlagen in der Mitte mit einem Finger fest.

36

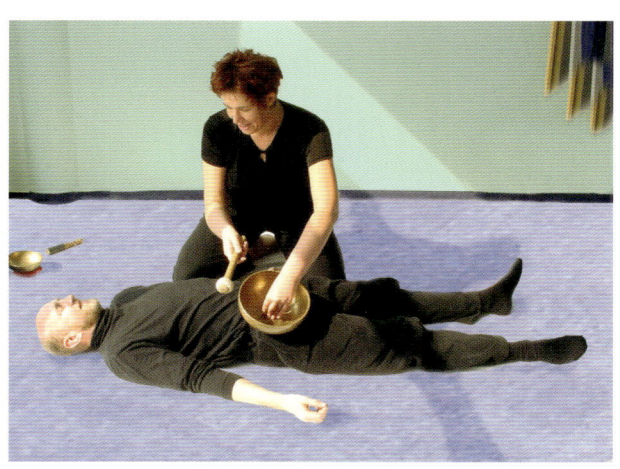

Abb. 26: *Schale auf den Beckenknochen, innen gehalten*

Eine andere Methode besteht im seitlichen Halten der Schale.

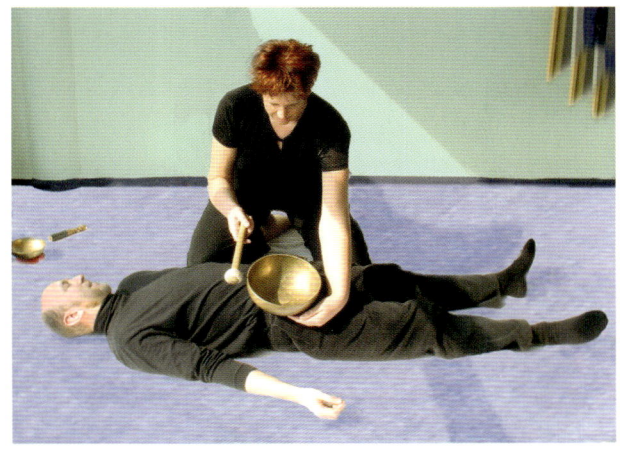

Abb. 27: *Schale auf den Beckenknochen, außen gehaltens*

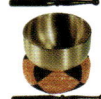
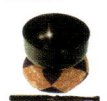
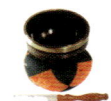
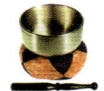
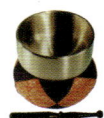

Die Schwingungen gelangen so über die Beckenknochen in den gesamten Unterleib. Eine wunderbare Möglichkeit, relativ neutral die erotische Gefühlsebene des Menschen zu beleben.

Eine weitere Art der Beschallung ist die auf und über der Wirbelsäule. Da unsere Nerven aus der Wirbelsäule seitlich heraustreten, ist nicht nur behutsames Vorgehen zu empfehlen, sondern auch immer ein Feedback-Angebot an den liegenden Menschen. Sagen Sie ihm, er möge sich melden, falls ihm ein Klang zu stark oder unangenehm ist.

Taucht eine derartige Irritation auf, so gibt es drei Verhaltensmöglichkeiten. Zunächst können Sie die Position der Schale wechseln. Oder Sie verringern die Stärke des An-

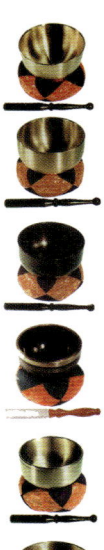

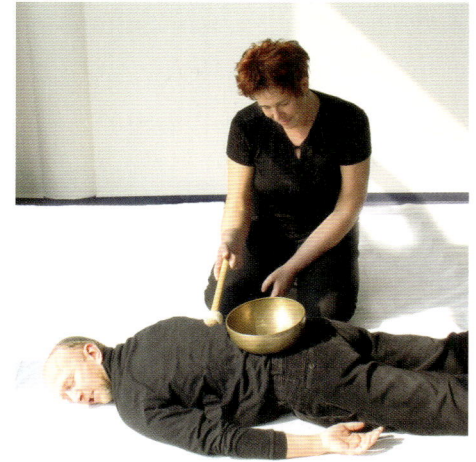

Abb. 28:
Auf der Wirbelsäule

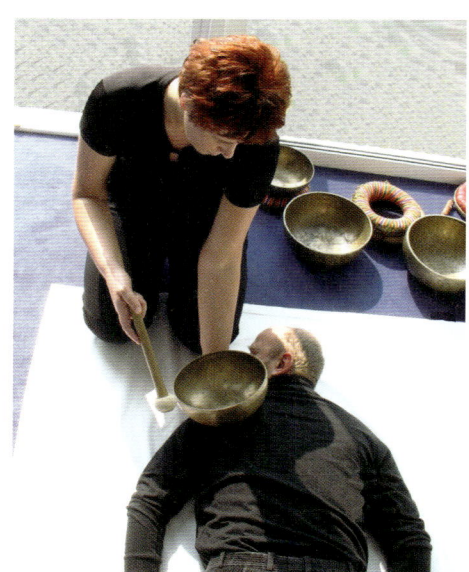

Abb. 29: Auf der Schulter

schlags. Die dritte Möglichkeit allerdings bedarf mehr Erfahrung und einer eventuellen psychologischen Ausbildung: Man verstärkt den Anschlag an der Stelle, an der das »unangenehme Gefühl« auftrat, und bittet den Klienten, in dieses Gefühl hineinzuspüren, um mögliche unverarbeitete Erlebnisse zu klären.

Schulter und Nacken sind die Körperstellen, an der durch Streßsituationen – unter anderem durch ein unbewußtes Hochziehen der Schultern – die ersten Verspannungen auftauchen. Natürlich behandelt man beide Seiten. Nicht unüblich ist die Bevorzugung einer Seite, mit der man dann länger arbeiten kann.

Einen interessanten Aspekt, der in diesem Zusammenhang bei aller Körperarbeit zu beachten wäre, teilte mir eine Klientin bei einer Aqua-Wellness-Sitzung mit: Ihr war es angenehmer, wenn ich auf ihrer linken Körperseite stand! Ein unangenehmes Gefühl entstand, wenn ich mich auf der rechten Seite befand. Warum? Wir fanden nur eine Erklärung:

Da allgemein die linke Körperseite dem weiblichen Aspekt zugeordnet wird und die rechte dem männlichen, war uns klar, daß ich auf dieser Seite ihren Vater repräsentierte, mit dem sie, wie sich herausstellte, erhebliche Probleme hatte.

DER INDIREKTE KONTAKT

Neben dem direkten Aufstellen und Berühren der Klangschalen gibt es den indirekten Kontakt mit seinen Schwingungen kurz vor unserem Körper. Hier wäre noch zwischen einer statischen Haltung, also einer Ruhehaltung, beim Tönen, und einer schwingenden Positionierung zu unterscheiden. Nachfolgend finden Sie einige Möglichkeiten vorgestellt.

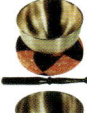
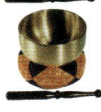

Es ist zum Beispiel denkbar, eine Schale auf die Stirn zu stellen. Doch sollten Sie dies möglichst nur mit einer kleinen und fein tönenden Schale tun. Dafür ist ein relativ dick bezogener Lederschlegel oder ein Filzschlegel zu empfehlen, sonst wird der Anschlag als zu hart und unangenehm empfunden.

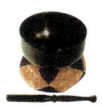
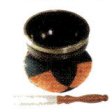

Eine sanftere Art ist, die Schale im Liegen über dem Kopf zu plazieren.

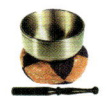
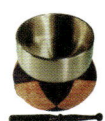

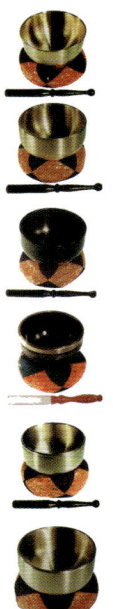

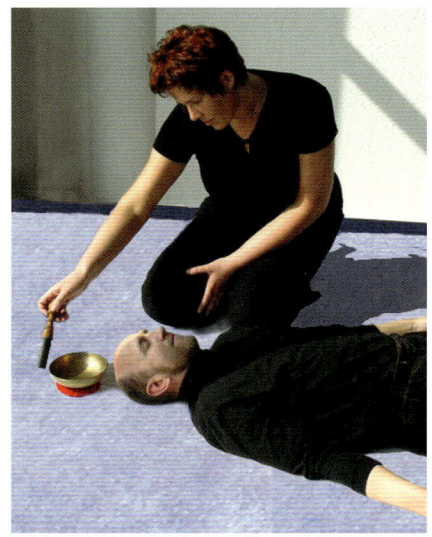

Abb. 30:

Schale über dem Kopf

Eine Klangschale *auf* das Scheitel-Chakra (Chakra = Energiezentrum), das heißt auf den Kopf direkt, zu plazieren halte ich für problematisch und nur in Ausnahmefällen für sinnvoll. Erstens kann die Schale herunterfallen (was ich leidvoll mit meiner besten Schale habe erfahren müssen) und so beschädigt werden oder gar unreparabel zu Bruch gehen, so daß sie anschließend nicht mehr zu gebrauchen ist; zweitens sollte die »Öffnung« zur geistigen Welt nicht einer solch starken Schwingung ausgesetzt sein.

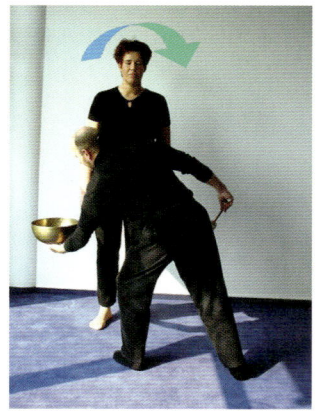

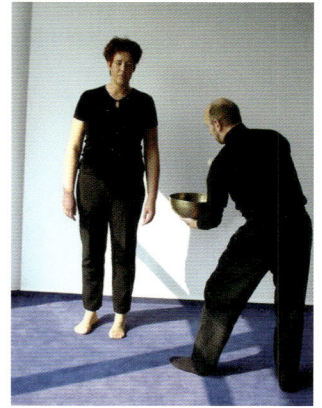

Abb. 31, 32: Seitlich über den Körper

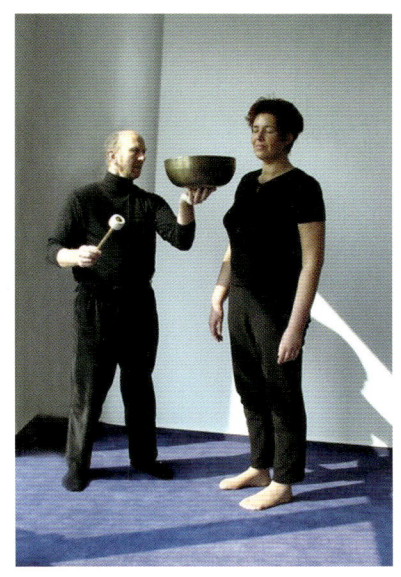 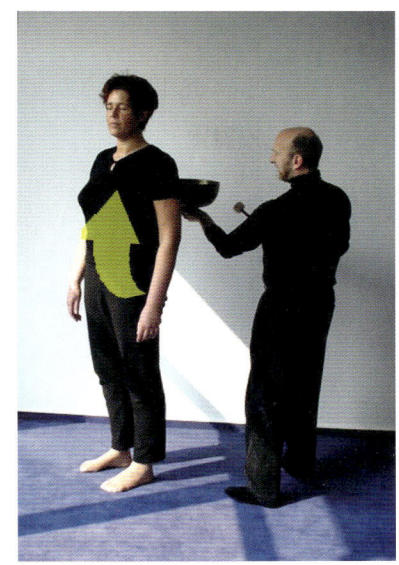

Abb. 33, 34: **Von vorn über den Kopf hinter den Rücken**

Haben Sie zwei Schalen, die gut miteinander harmonieren, so können diese rechts und links vom Kopf plaziert werden. Seien Sie bitte vorsichtig beim Anschlagen. Probieren Sie am besten selbst aus, wie laut Sie die Klänge an Ihren Ohren gerne hätten.

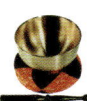
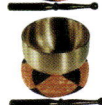

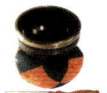

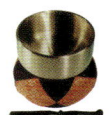

Sehr angenehm ist auch eine Klangschale, die zwischen den Beinen plaziert und angeschlagen wird.

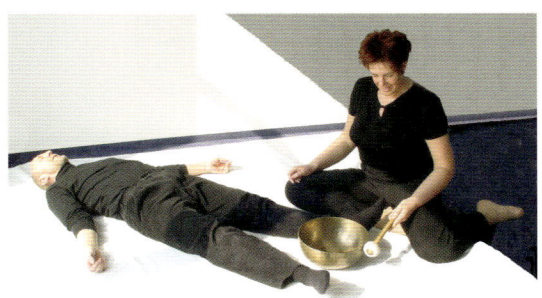

Abb. 35: **Klangschale zwischen den Beinen**

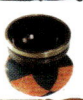

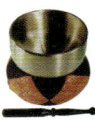

Bei der Bewegungssequenz der Spirale spielt – wie bei anderen Bewegungen vor dem Körper – der Höreindruck der beschallten Person eine wichtige Rolle. Gewohnheitsmäßig bewegen wir uns mit dem Körper zur Schallquelle hin, hier hingegen bleibt der Körper statisch, und der Klang wandert. Es ist ein besonderes Erlebnis, und man kann sich vom Klang wirklich eingehüllt fühlen.

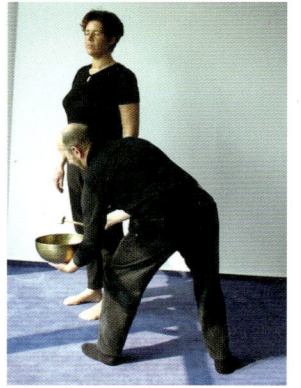
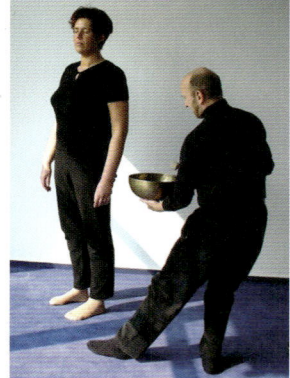
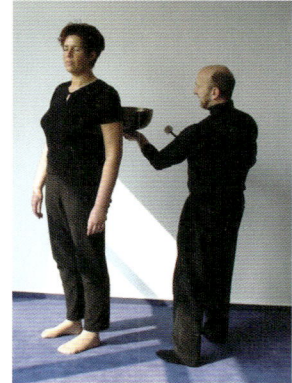

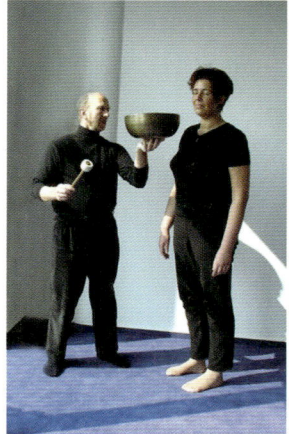
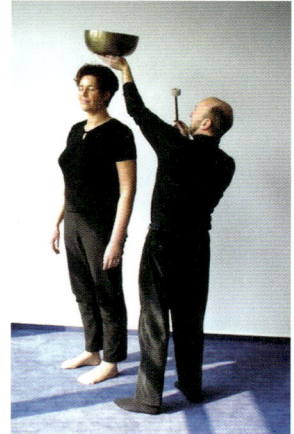

Abb. 36–40: **Spirale links oder rechts um den Körper herum**

Eine Bemerkung am Rande: Haben Sie sich schon einmal gefragt, warum Glocken ins Schwingen gebracht werden? Möglicherweise liegt es daran, daß dadurch der Klang in die Ferne getragen wird, denn ursprünglich war das Geläut als Signal für Feueralarm und Ruf zum Gottesdienst gedacht und holte so die Menschen aus der Umgegend herbei.

Allen tönenden Materialien gemeinsam ist eine Besonderheit, die auftritt, wenn sie bewegt werden: Sie bekommen einen sphärischen und singenden Charakter. Der Ton, der physikalisch schon von sich aus eine sich bewegende Luftwelle ist, wird noch einmal in Bewegung gesetzt und erhält eine zusätzliche Schwingung. So können wir einen Klangschalenton intensivieren, indem wir die Schale in leichte Bewegung versetzen.

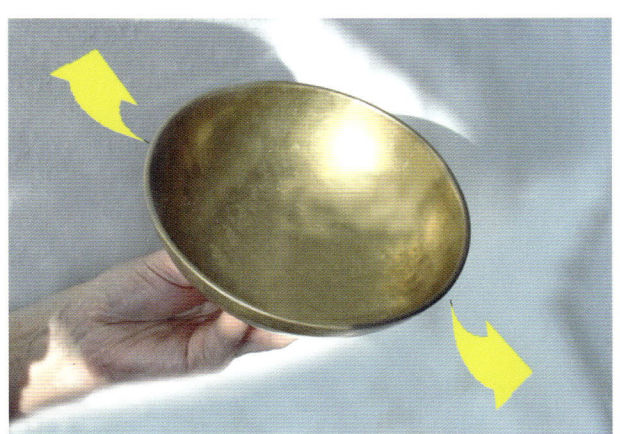
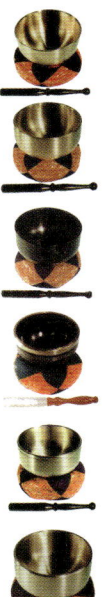

Abb. 41: *Schwingende Klangschale*

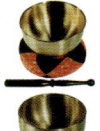
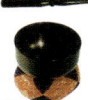
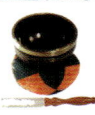

EXPERIMENTE MIT DER KLANGSCHALE

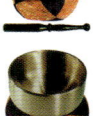

KLANG TRINKEN

Eine reizvolle Übung, die Menschen jeden Alters über-
rascht, ist die folgende: Nehmen Sie eine kleine bis mittelgroße Klangschale, und schlagen Sie sie am Rand weich an.
Nun halten Sie Ihren Mund an den schwingenden Rand der
Schale, und bewegen Ihre Lippen und Ihren Unterkiefer auf
und zu. Experimentieren Sie ein wenig. Es gelingt nicht immer auf Anhieb.

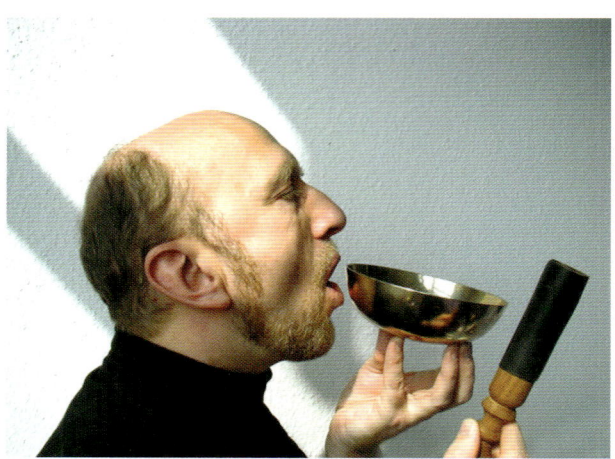

Abb. 42: *Klang trinken*

Halten Sie in Ihrer Lippenbewegung inne, wenn Sie einen Oberton hören. Probieren Sie bitte all die Bewegungen

aus, die Ihnen dazu einfallen, hier aber kaum zu beschreiben sind. Manchmal dauert es eine Weile, bis Sie die richtige Position der Lippen und die passende Entfernung vom Schalenrand gefunden haben. Mit der entstehenden Resonanz hören Sie, wo Sie »richtig liegen«.

Was dabei geschieht: Der offene Mund übernimmt die Schallwellen der schwingenden Schale und verstärkt bestimmte Frequenzen. So hören wir bei ganz bestimmten Rachenraumpositionen verstärkte Obertöne. Es schadet gar nichts, wenn wir bei dieser reizvollen Übung wie Klang trinkende Karpfen aussehen.

KLANG UMRÜHREN

Wie rührt man Klang um? Eigenartige Frage, nicht? Und doch gelingt es, wenn Sie nach folgender Beschreibung vorgehen:

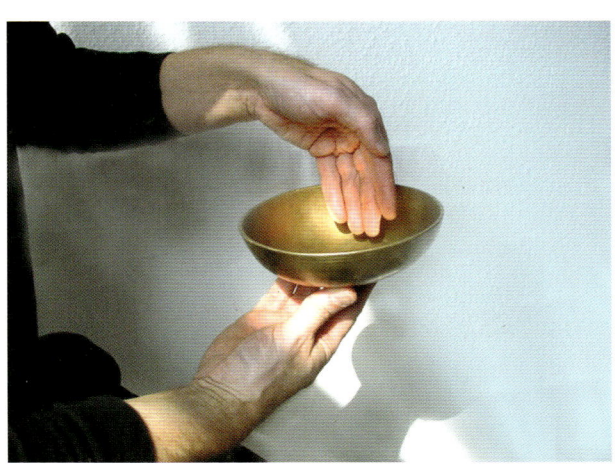

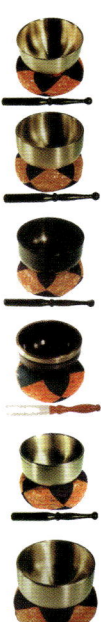

Abb. 43: **Klang umrühren**

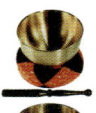
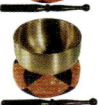

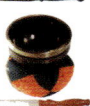
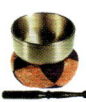
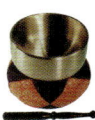

Schlagen Sie eine Schale an, und beginnen Sie, mit geschlossenen Fingern im Schaleninnern – nahe am Metall – eine rührende Bewegung zu vollführen. Auf diese Weise kommt der Klang selbst in Bewegung. Auf die Schallentwicklung können Sie Einfluß nehmen, indem Sie die Tonwellen mit Ihrer Hand kurzfristig unterbrechen. Das geht auch außerhalb der Schale, an ihrem Rand.

KLANGGEIST

Nachfolgend eine sehr geheimnisvolle Art, den Klang einer Klangschale während des Klingens zu verändern: Sie schütten eine Handvoll Wasser in eine Schale (die einen flachen und nicht zu hohen Rand haben sollte), schlagen sie an und bewegen sie hin und her. Das sich bewegende Wasser verändert durch seine Masse das Schwingungsverhalten der Schale, und es entsteht ein geisterhaftes, heulendes Tönen.

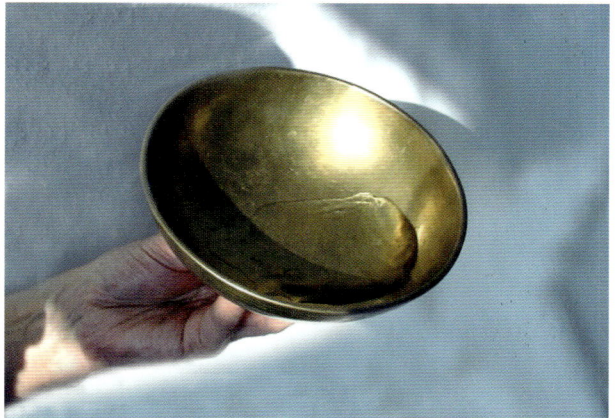

Abb. 44: **Klanggeist**

Im Schloß Freudenberg bei Wiesbaden steht eine Klangschale, die so groß ist, daß man sich in sie hineinsetzen kann. Hat man es sich darin eingerichtet, kommt eine freundliche Dame, die mit einem Gummischlegel die Schale zum Tönen bringt. Das Ganze ist ein sehr ungewohntes Erlebnis. Man erwartet beinah, daß jeden Moment Suppengrün in die Schale geworfen und ein Feuer unter der Schale entzündet wird.

Der Höreindruck in der Schale dürfte ein »dynamisch-biologisches Dolby-Surround-Erlebnis« sein. Man sitzt nämlich buchstäblich im Klang selbst, und es bleibt einem nichts anderes übrig, als sich meditativ in dieses Erlebnis zu versenken. Sehr zu empfehlen!

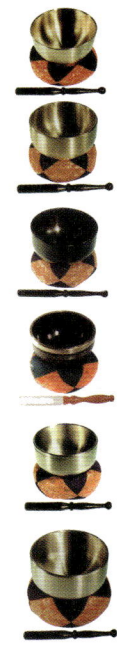

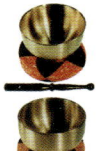
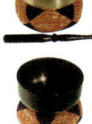
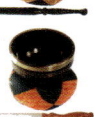
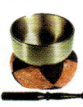
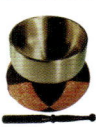

DIE KLANGSCHALE IN DER MASSAGE

Die Schwingungen der großen tibetischen Klangschale im und um den Körper zu spüren ist ein großartiges Erlebnis. Man empfindet sich eingebettet in Klang. Die Schale besteht meistens, wie bereits erwähnt, aus sieben Metallen: Gold, Silber, Kupfer, Zinn, Eisen, Zink und Quecksilber.

Ich setze sie folgendermaßen ein: Ich halte sie auf den Fingerspitzen und schlage die Schale mit einem weichen Schlegel an. Danach gehe ich vor das Brustbein der sitzenden Person. Nachdem ich die Klangschale einmal angeschlagen habe, hebe ich sie vor die Stirn und mit dem Ausklingen eines Obertonklanges, den ich mit dem Holzgriff des Schlegels *vorsichtig*, kaum berührend, an dem Rand der Schale erzeuge, über den Kopf nach oben.

· Eine Klangschalenmassage ist bis auf die Kopfregion am ganzen Körper möglich.
· Eine Klangschale direkt am Körper, auf Bauch- und Beckenknochen gestellt, läßt die Klänge sehr stark spürbar durch den Körper wandern. Hierbei spielen die wiederholten Anschläge eine verstärkende Rolle.
· Eine Schale vor den Füßen aufgestellt, wirkt sehr intensiv, da der Mensch, wie bei den Fußreflexmassagen, im Ganzen angesprochen wird.
· Zwei harmonisierende Klangschalen rechts und links

48

an den Ohren (nicht zu nahe!) können das Gefühl des Eingebettetseins erzeugen.

Vibrationen im Innern unseres Körpers zu spüren ist in hohem Maße heilsam. Wir bekommen (wieder) den Kontakt zu uns selbst, und werden sensibilisiert für alles, was in uns geschieht.

Peter Hess ist Pionier und Spezialist für Klangmassagen. In seinem Institut für Klangmassage-Therapie werden die Methoden ständig weiterentwickelt und in Seminaren weitergegeben. Frank Plate entwickelte die Klangmassage mit speziellen Planeten-Klangschalen.

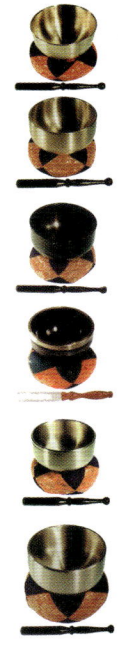

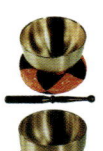
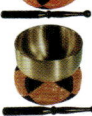
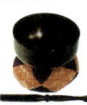
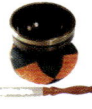
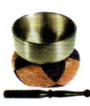
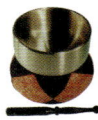

KLANGMASSAGE MIT KLANGSCHALEN
von Claudia Krüger

Bei der Klangmassage wird eine Klangschale auf den bekleideten Körper gesetzt oder auch in der Hand gehalten und sanft angeschlagen. Die dadurch erzeugten harmonischen Klangwellen werden von den Zellen des Körpers aufgenommen. Der Ton überträgt sich also auf sie, läßt sie in seiner Frequenz mitschwingen und »massiert« sie. Auf die gleiche Weise werden auch die Gehirnströme beruhigt. Die Klangmassage stimuliert durch das körperliche Erleben die geistige Ebene des Menschen positiv.

Bei einer Klangmassage erfahren Sie eine wohltuende, allgemeine innere Beruhigung, können loslassen und abschalten, schwingen sich positiv ein und setzen neue schöpferische Energien frei. Streß (= Mißklang) wird ausgeschaltet, sanfter Ausgleich (= Wohlklang) wird aktiviert, und daraus entsteht Harmonie (= Einklang). Das Ergebnis: Sie sind im Einklang mit sich selbst.

Solch eine Klangmassage mit Klangschalen können Sie sich selbst oder einem anderen schenken oder sich schenken lassen. Bitte bedenken Sie in allen Fällen, daß der Masseur eine Verantwortung gegenüber dem Massierenden hat. Bereiten Sie sich gut vor, und achten Sie auf Ihre Gefühle und auf die Ihres Partners. Klang ist ein mächtiges, machtvolles Mittel, das wohldosiert angewendet werden sollte. Sicher haben Sie schon erlebt, daß Klang auch weh tun kann (Quietschen beim Bremsen eines Zuges) oder Ihnen geradezu die Luft wegbleibt (rhythmische laute Bässe).

Beginnen Sie am besten mit einer kleinen bis mittelgroßen Schale. Die große verwenden Sie erst, wenn sich der Körper des zu »Beklingenden« schon ein bißchen daran gewöhnt hat (ein professioneller Klangmasseur weiß um die Tiefenwirkung!). Wenn Sie sich selbst »massieren« beginnen Sie vielleicht an den Füßen, steigen dann auf zu den Knien und den Oberschenkeln, anschließend zu Hüften, Bauch und Brustbein. Probieren Sie zunächst einen kleineren, härteren Schlegel, später einen größeren, weicheren.

Haben Sie bei der Massage einen Partner, dann überprüfen Sie zunächst, ob Sie vielleicht die Schalen erst einmal auf der Körperrückseite spüren möchten. In diesem Fall bietet es sich an, an den Fußsohlen zu beginnen und dort auch wieder aufzuhören – und damit den ganzen Körper »zu begrüßen« bzw. »zu verabschieden«.

Schlagen Sie Ihre Schale an, lassen Sie eine Zeit vergehen, und wiederholen Sie das Anschlagen. Der Abstand zwischen zwei Schlägen hängt ausschließlich von Ihrem Wohlgefühl ab. Sagen Sie, wenn der Abstand kleiner oder größer sein sollte! Wichtig ist, daß der Beschenkte sich wohl fühlt und sagt, wenn ihm etwas zu laut, zu leise, zu stark etc. ist. Noch wichtiger ist, daß der Schenkende dies respektiert und seine »Behandlung« entsprechend verändert und nicht versucht, dem anderen etwas mit Macht (!) beizubringen. Eine Ausnahme bildet allerdings der mögliche Wunsch des Beschenkten, ihm eine Schale auf den Kopf zu stellen. Dies sollte grundsätzlich vermieden werden.

Bedenken Sie, daß Klang auch noch einige Zeit nach-

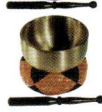
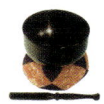
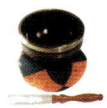
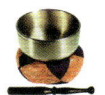
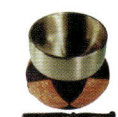

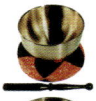
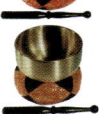
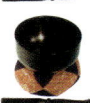
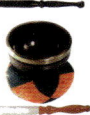
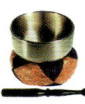
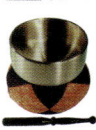

wirkt. Ich hatte Klienten, die zwei Tage später (!) eine »unerklärliche« Erleichterung oder Freude oder auch Trauer spürten und das an keinem konkreten Ereignis außer der Klangmassage festmachen konnten. Dies zeigt einmal mehr die Verantwortung des Klangmasseurs und soll Ihnen eine weitere Einladung zur Behutsamkeit sein.

Wie so oft gilt auch hier:

Mehr ist nicht unbedingt besser!

Möglicherweise haben Sie inzwischen einige eigene Erfahrungen gesammelt, oder Sie wollen einmal erleben, wie es ist, eine »richtige« Klangmassage zu bekommen. Dabei haben Sie dann Gelegenheit, alles dem Profi zu überlassen – die Entscheidungen über die Schalengröße und die Art des Schlegels, die Körperstelle zum Auflegen, die Abfolge usw. Sie können einfach die Augen schließen und den Klang geschehen lassen. (Natürlich ist es Ihnen auch hier in jedem Fall unbenommen, zu äußern, wenn Ihnen etwas unangenehm ist!)

Der Klang wird nun sanft durch Ihre Füße und Beine, Ihren Rücken und Ihre Schultern, Ihren Bauch- und Brustraum, Ihren Halsbereich, Ihre Arme und Ihren Kopf schwingen und Sie tief entspannen. Sie werden sich sicher gleichermaßen in Ruhe und in neuer Bewegung erleben, wenn Sie den Klangraum wieder verlassen.

Im anschließenden Gespräch besteht die Möglichkeit, Erlebtes zu »beleuchten« und damit sozusagen erneut »zum Klingen« zu bringen. Ich biete Klienten mitunter an, ein richtiges Coaching anzuschließen, um Erlebtes wirklich in

52

den Alltag integrieren und damit nutzbar machen zu können bzw., wenn erforderlich, zu verabschieden.

Wenn Sie neugierig geworden sind und sich an einen professionellen Klangmasseur wenden, zögern Sie nicht, nach dessen Ausbildung und Hintergrund zu fragen. Gut ist sicherlich, wenn er vom Zusammenwirken von Körper, Geist und Seele etwas versteht. Meine Erfahrung zeigt, daß die Ausrichtung auf nur ein Element oder auch nur auf »feinstoffliche« Kenntnisse den umfassenden Wirkungen des Klangs oft nicht gerecht werden.

Der professionelle Klangmasseur wird Sie zum Beispiel fragen, ob Sie akute Beschwerden haben, und Ihnen in den meisten derartigen Fällen empfehlen, die Massage auf einen späteren Zeitpunkt zu verschieben, wenn die Beschwerden abgeklungen sind. Gleiches gilt für eine laufende Therapie (auch psychotherapeutischer Art).

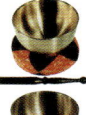

Achten Sie auch hier immer auf Ihr »Bauchgefühl« – wenn Sie sich nicht wohl fühlen, gehen Sie besser wieder.

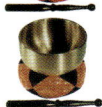

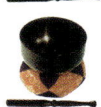

Ich werde häufig gefragt, wie oft man eine Klangmassage machen sollte. Die Antwort lautet: wie bei allem, was einem guttut – möglichst regelmäßig. Oder auch: in Abständen, die Ihnen richtig erscheinen. Meiner Erfahrung nach geht die Entspannung ab dem zweiten Mal noch um einiges tiefer, weil Sie ja jetzt »wissen, wie es geht« und den Kopf noch besser »ausschalten« können. Außerdem speichert der Körper die Klangerfahrung und kann beim nächsten Mal schneller und tiefer entspannen. Probieren Sie es aus!

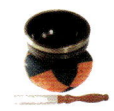

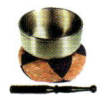

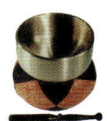

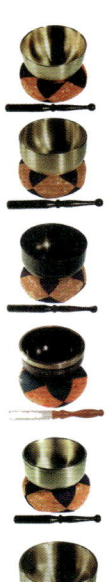

Sollten Sie Interesse an einer Ausbildung zum Klang-masseur haben, so sind Sie im Institut von Peter Hess gut aufgehoben (Adresse siehe Anhang).

54

KINDER UND KLANGSCHALEN

Wenn Kinder von Tönen und Instrumenten sprechen, dann reden sie darüber nicht wie Erwachsene. Sie bezeichnen hohe Töne als hell und tiefe Töne als dunkel. Sie sind also noch ganz in der Sphäre der Bilder. Die Töne der Klangschalen faszinieren sie genauso, wie sie uns Erwachsene in ihren Bann schlagen. Egal welchen Alters – sie werden vom Klang magisch angezogen.

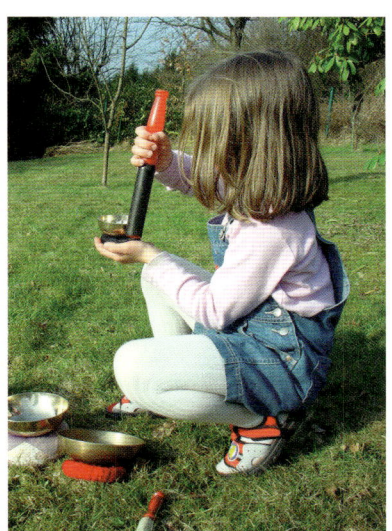 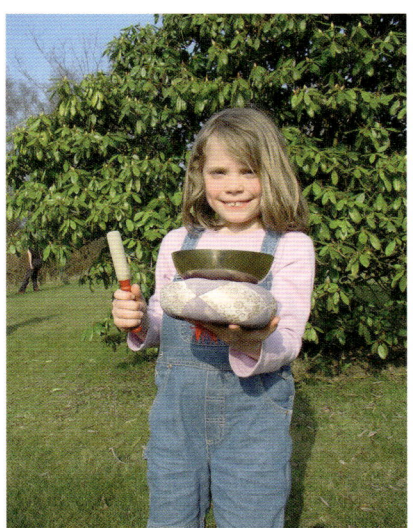

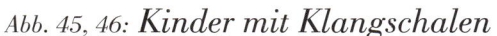

*Abb. 45, 46: **Kinder mit Klangschalen***

»Ich schenke Dir einen Ton« ist ein Buch von Wolfgang Meyberg. Hier wird ein Klangschalenritual beschrieben, bei dem ein Ton verschenkt und zum Gegenstand einer Begegnung gemacht wird.

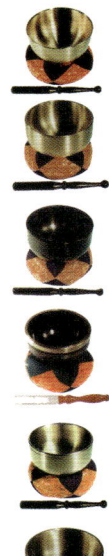

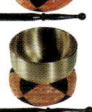
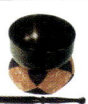
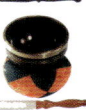

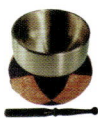

Pädagogisch gehört das Spiel mit der Klangschale auf jeden Fall in die musikalische »Früh-Erhörung«. Es übt die Aufmerksamkeit und schult das Gehör für feine Schwingungsebenen. Ein »neutrales« Instrument wie eine Klangschale ist für den kleinen und unvorbelasteten Menschen erst einmal ein Wunder. Da klingt und singt ein für ihn unbekanntes schillerndes Etwas, das nicht menschlich aussieht. Und in diesem Fall einen objektiven Klang von sich gibt, der nicht – wie bei einer Stimme – mit Worten und Bedeutung »belastet« ist. Und dies ist der wichtigste Punkt: Das Kind hört oder erzeugt selbst einen Klang, der immer völlig fehlerfrei ist. Und mit jedem neuen Anschlag gibt es, je nach Schlegel und Anschlagstärke, einen anderen, neuen Ton. Nie wird das Kind müde, wie mancher Erwachsene, die Schale neu in Bewegung zu setzen, um einen unvergleichlichen, fast himmlischen und einmaligen Klang zu hören.

56

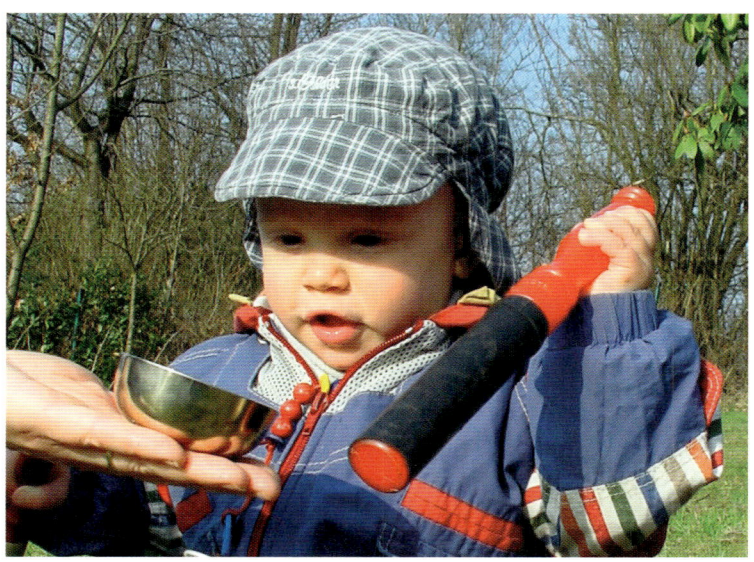

ÜBUNGSBEISPIELE

Der eine Ton

Je nach Beginn der grobmotorischen Orientierung der Hände können Sie dem Kind den Schlegel in die Hand drücken. Es wird damit die in die Nähe gehaltene Schale ganz von allein berühren und in Schwingung versetzen.

Erstmal wird es sich am Krachmachen erfreuen. Nach und nach können Sie die Anschlagshäufigkeit durch die vorsichtige Annäherung der Schale an die Ohren verlängern. So nimmt es auch das wichtige Verklingen wahr.

Selbst beim Baden können Sie Ihr Kind eine kleine Schale mit ins Wasser nehmen lassen, so daß es dort alle vorgestellten Möglichkeiten, wie z.B. »Klanggeist« (S. 46), ausprobieren kann.

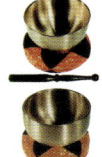

Nasenkribbeln

Schlägt man eine Schale an, so schwingt sie am Rand am stärksten. Diesen Umstand machen wir uns für ein Spiel zunutze, das Kinder wie Erwachsene ganz direkt mit der musikalischen Schwingung in Berührung bringt: Nämlich mit der Nasenspitze. Diese wird an den Rand der Schale gebracht, was einen ungeheuren Kitzeleffekt bewirkt.

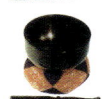
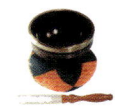
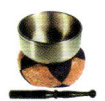

Den ersten Kontakt sollte man grundsätzlich erst mit den Fingerspitzen aufnehmen, um die Wirkung auf den Körper allgemein zu spüren.

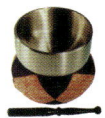

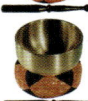

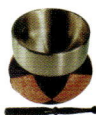

Hörst du ihn noch?

Im Kindergarten oder zu zweit wird abwechselnd eine Schale angeschlagen und dem Ton so lange gelauscht, wie er zu hören ist. Manchmal wird er noch gehört, wenn eigentlich nichts mehr zu hören ist. Dieses Hören ist ein innerliches, und man kann es eher als Erinnern beschreiben. Dies ist eine sehr meditative Übung, die auch als Einschlafhilfe eingesetzt werden kann.

Klangreise durch den Körper

An allen möglichen Körperstellen kann man die Schwingung einer Klangschale spüren. Alle Übungen, die auf den vorangegangenen Seiten vorgestellt wurden, können auch mit Kindern oder Jugendlichen gemacht werden. Ob vor oder auf dem Körper, eine schwingende Schale ist ein Erlebnis!

Das Klangschalenorchester

Stehen mehrere Schalen zur Verfügung, ergibt sich die Möglichkeit des Zusammenspiels, wodurch ein Vielfaches an Experimenten möglich wird. Lassen Sie die Kinder ausprobieren, welche Schalen am schönsten zusammenklingen, z.B. wenn die Schalen im Kreis nacheinander oder zusammen angeschlagen werden: Was klingt schöner? Wie klingt eine andere Reihenfolge?

Auf dem Wasser

Wie klingt eine Schale, wenn ich sie auf der Wasseroberfläche einer großen Salatschüssel anschlage? Der Klang „eiert" ganz schön herum und klingt irgendwie lustig.

Der Flummi in der Schale

Nimmt man einen kleineren Gummiball und legt ihn in die Schale, versetzt sie in kreisende Bewegung, so tut der Ball das gleiche, und die Schale kommt leicht ins Klingen. Dies geht auch mit Murmeln, ist dann allerdings um einiges lauter.

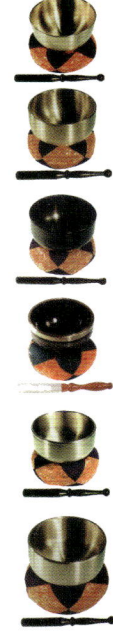

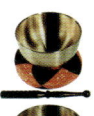
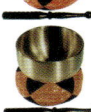

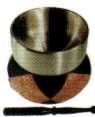

DIE WASSER-KLANGSCHALE

Normalerweise können wir Klänge nur hören und fühlen. Die schwingende Saite ist auf der Gitarre oder Harfe am besten zu sehen. Aber den Klang selbst, der über die Luft in unsere Ohren gelangt, können wir nur über andere Materie sichtbar machen. Eines der sensibelsten Elemente dafür ist das Wasser.

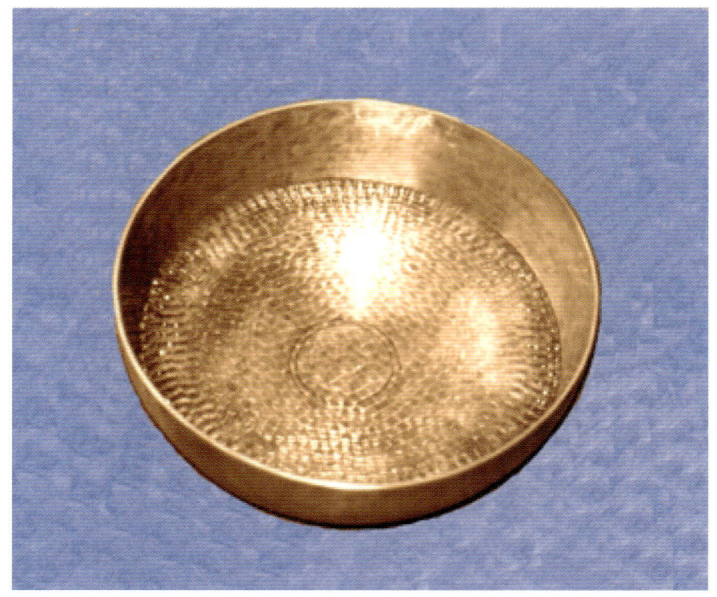

Abb. 47: **Wassermuster in der Klangschale**

Auf diesem Bild sehen wir das Klangmuster in einer mit Wasser gefüllten Klangschale. Das schwingende Metall bringt das Wasser im Moment des Klingens in eine Form, die sich mit dem Verklingen auch wieder beruhigt. Man wird nicht müde, immer wieder neue Muster mit dem Anschlagen der Schale zu erzeugen.

Bei stärkerem Anschlag entsteht im Wasser ein Grundmuster, über das ich immer staunen mußte: Es zeigt sich ein Viereck. Die Erklärung für dieses Phänomen bekam ich erst vor kurzem von Christoph Grosse: Es liegt an den Tönen der Schale. Wenn Sie sich die Graphik Nr. 18 (S. 28) anschauen, sehen Sie das Schwingungsmuster eines Sinustones, eines sehr reinen und gleichmäßig schwingenden Klanges. Die vier Schwingungsknoten sind die vier Spitzen einer doppelten Sinusschwingung. Die nicht schwingenden Stellen sind die vier Nullstellen auf der Phase. Sie sehen im Wasserbild die Höhen und Täler dieser Schwingung.

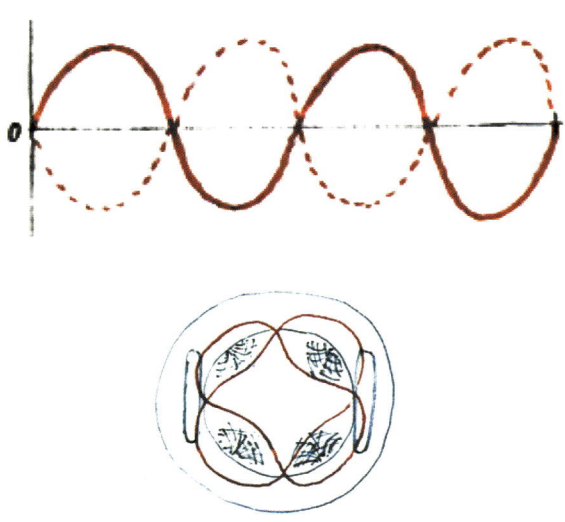

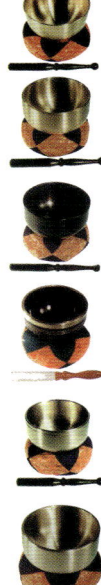

Abb. 48 u. 49: Skizzen von Christoph Grosse

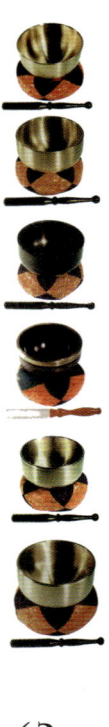

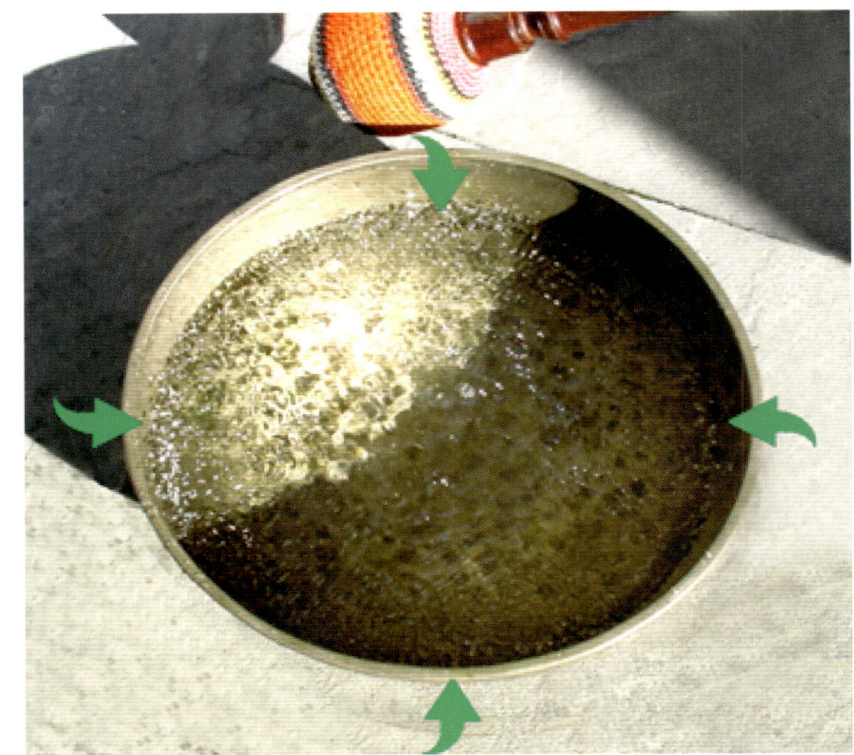

Abb. 50: *Viereckmuster in der Klangschale*

Alexander Lauterwasser fotografierte viele dieser Schwingungsbilder. Sie sind in seinem Buch »Wasser Klang Bilder – Die schöpferische Musik des Weltalls« zu bewundern.

Einen erstaunlichen Effekt von Schwingungswirkung erhält man bei folgendem Experiment: Man füllt eine Klangschale beliebiger Größe mit Wasser. Schlägt man nun mit einem weichen Schlegel mit steigender Intensität gegen den oberen Rand, so reagiert das bisher stillstehende Wasser mit kleinen sprudelartigen Tröpfchen, die in Kreuzform explosionsartig hoch in die Luft springen. Hieran kann man sehr schön die physikalische Regel der Ausbreitung von Materie, die den Weg des geringsten Widerstands nimmt, erklären.

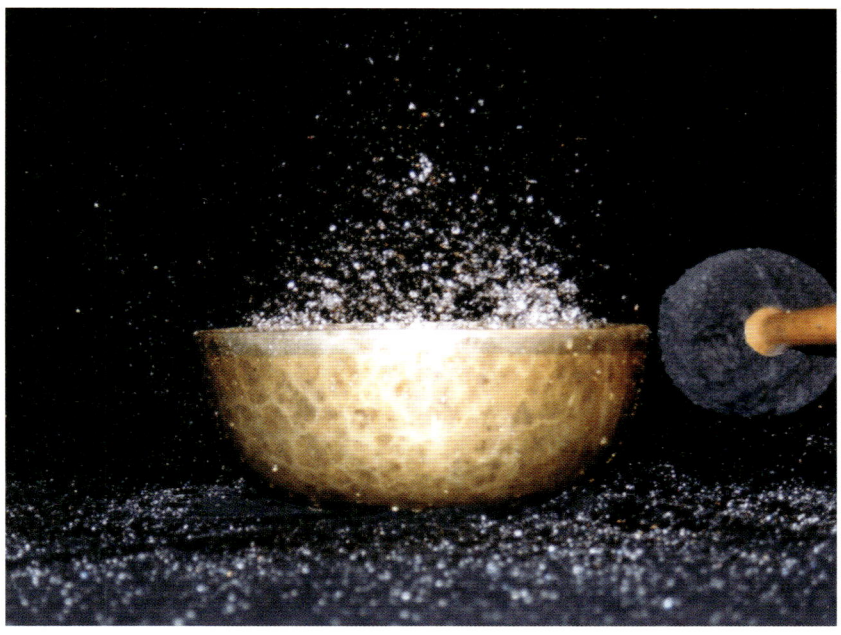

Abb. 51: *Tibetische Klangschale mit Wasser*

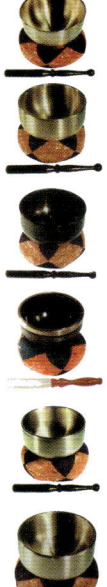

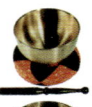
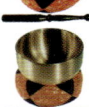

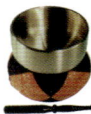

BADEN IM KLANG DER SCHALE

Stellen Sie sich nun einmal vor, Sie halten Ihre Hände oder Füße in eine mit warmem Wasser gefüllte Klangschale. Eine sehr feine, aber doch fühlbare Schwingungsmassage durchdringt Ihre Gliedmaßen und setzt sich bis in Ihren Leib fort. Dies können Sie natürlich auch erleben, ohne daß sich Wasser in der Schale befindet. Doch mit Wasser ist der Effekt noch viel stärker.

64

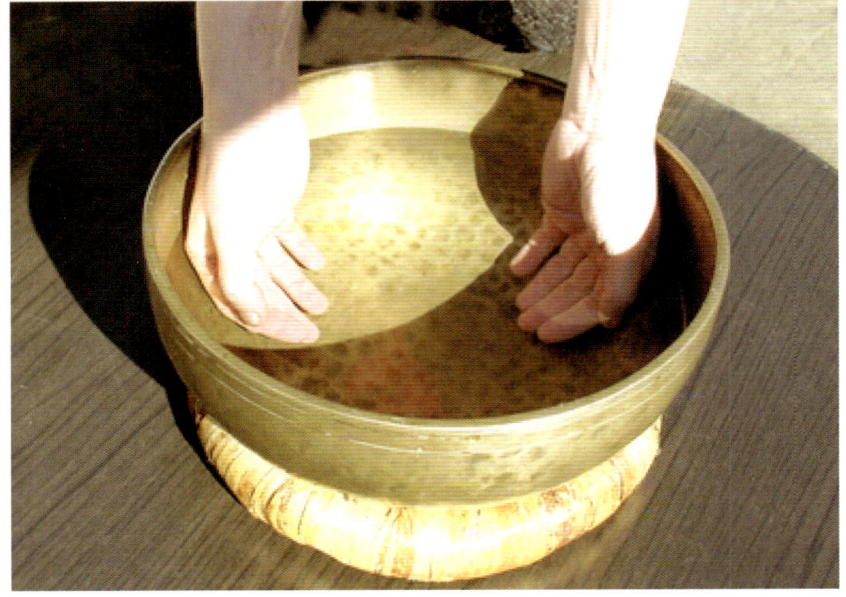

*Abb. 52: **Hände in der Klangschale***

Durch die Schwingungsübertragung hören Sie den Ton der Schale im Schulterblatt der Person, die ihre Hände in die Schale hält. Ein unbeschreibliches Gefühl.

DAS KLANGSCHALEN-ORCHESTER

Sollten Sie mehrere Klangschalen besitzen – und als Klangschalen-Fan gehe ich da von mir selbst aus –, so können Sie in Ihrem eigenen Klangschalen-Orchester spielen. Das Klangergebnis Ihrer Sammlung wird nicht immer Ihren Vorstellungen entsprechen, da jede Schale ihre eigene Klangcharakteristik aufweist. Es tönt erst einmal eine »Klangsuppe«, die von Schwebungen geprägt ist. Das sind Frequenzreibungen, die erzeugt werden, wenn fast gleiche Töne zusammen erklingen.

Bauen Sie die Schalen im Halbkreis vor sich auf, vielleicht nach Größe sortiert. Schlagen Sie sie nacheinander an, und registrieren Sie die »Harmonie«, in der sie erklingen. Schalen, die aus dem Zusammenklang stark herausfallen, fassen Sie einfach zu einer neuen Gruppe zusammen.

Kombinieren Sie alle Möglichkeiten der Anschlagstechniken. Seien Sie Ihr eigener Dirigent, Ihre eigene Dirigentin.

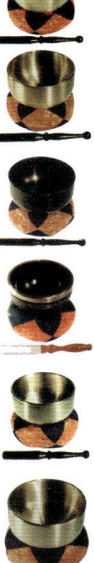

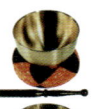

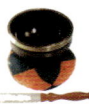

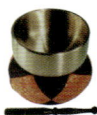

DIE KRISTALL-KLANGSCHALE

Eine Besonderheit sind Klangschalen aus Quarzsand, einem Abfallprodukt der Industrie. Sie sind in verschiedenen Größen erhältlich und eigentlich nur durch Reibung in einer zufriedenstellenden Lautstärke zum Klingen zu bringen. Allerdings erklingen sie dann in einer Intensität, die den Kollegen aus Metall in nichts nachsteht. Empfindlich und nicht gerade billig, bilden sie mit einem Licht in ihrer Mitte einen sehr dekorativen Blickfang.

66

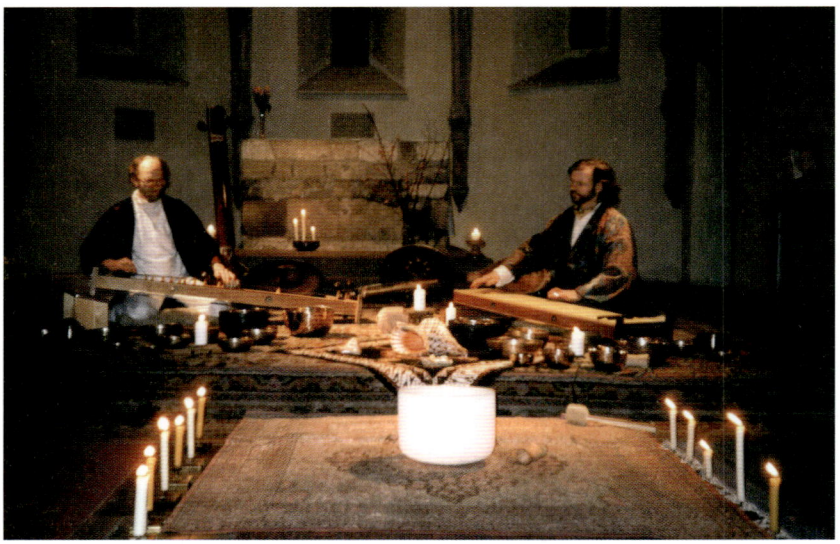

Abb. 53: Obertonkonzert mit Hans-Peter Klein in der Ruprechtskirche, Wien, mit einer Kristallklangschale im Vordergrund

BESONDERHEITEN

DIE CHINESISCHE WASSERSPRINGSCHALE

Eine alte Klangschalenversion stammt ursprünglich aus China. Christoph Grosse aus Pforzheim baut sie heute in drei verschiedenen Größen nach.

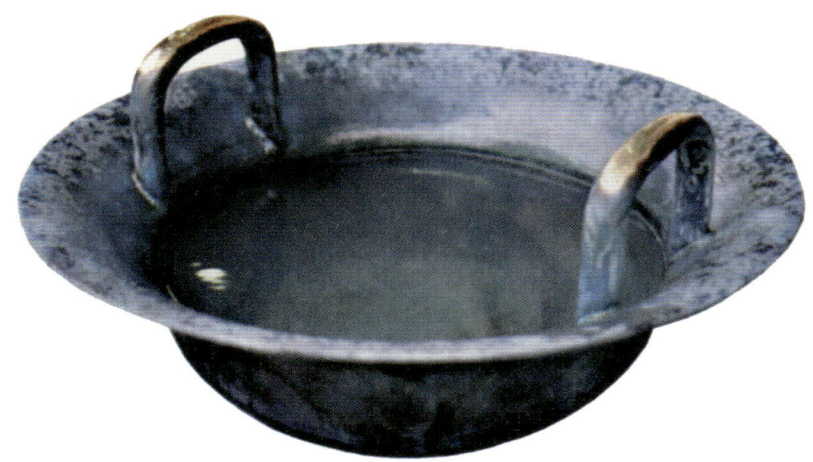

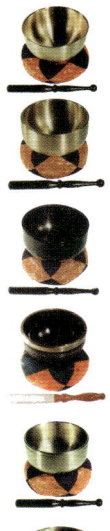

Abb. 54: Chinesische Wasserspringschale

Der direkte Kontakt über die Griffe, die gerieben werden, bringt das Wasser in bestimmte Figuren und bei entsprechender Stärke zum Springen.

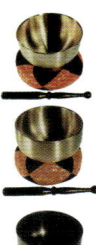

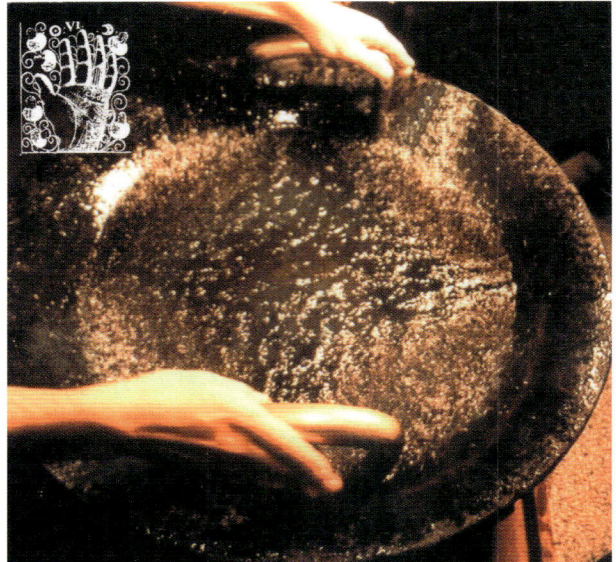

Abb. 55:
*Chinesische
Wasserspring-
schale in
Schwingung*

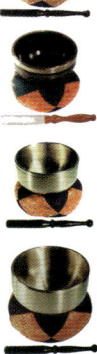

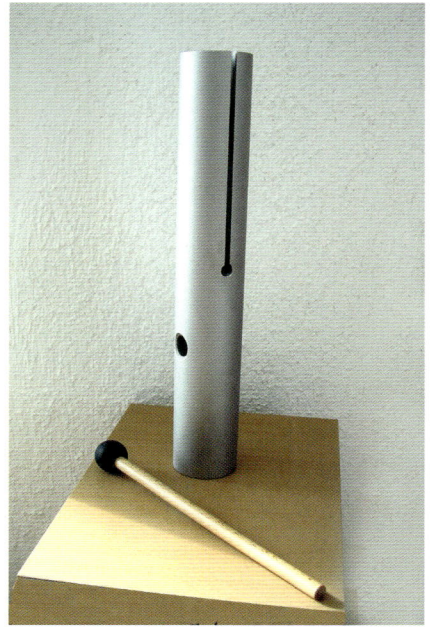

DIE WHA-WHA TUBE

Eine relativ neue Entwicklung ist die Wha-Wha Tube (tube: engl. für Röhre), es ist eine Aluminiumröhre, ähnlich einer Röhrenglocke. Das Schalloch der Tube bietet die tolle Möglichkeit – wie der Name des Instrumentes schon ausdrückt –, mit dem Daumen der Hand, die das Instrument hält, einen Wha-Wha-Effekt zu erzeugen, indem man ihn hin und her bewegt, nachdem man sie angeschlagen hat.

Beim Anschlag nahe des Schlitzes wird der Klang obertonreicher. Ansonsten ist der Klang sehr intensiv, so daß man ihn zu Klangmassagen oder sonstiger Beschallung gut verwenden kann.

Wenn Sie die Tube während des Klingens in der Luft bewegen, wird der Ton sphärisch und gewinnt enorm an Ausdruckskraft.

DAS RÖHREN-GLOCKENSPIEL

Jochen Fassbaender baut wunderbare Röhren-Glockenspiele in allen Größen. Sie klingen wegen der speziellen Aufhängung sehr lange nach. Sie sind eine wunderbare Ergänzung zum Klangschalen-Spiel.

Abb. 57:

Röhrenglockenspiel

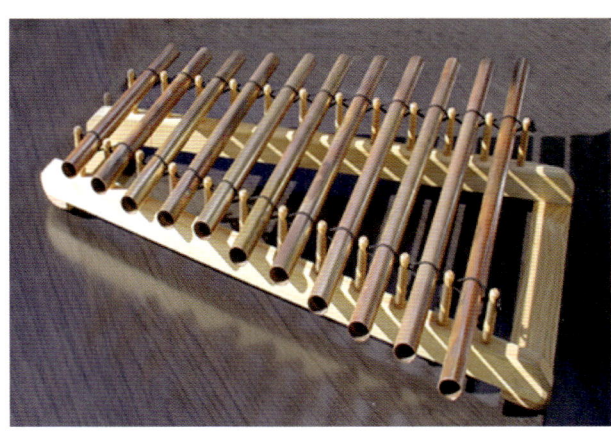

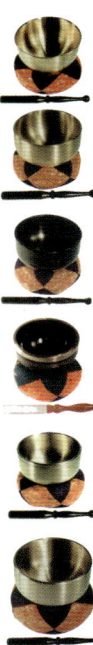

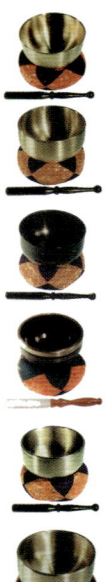

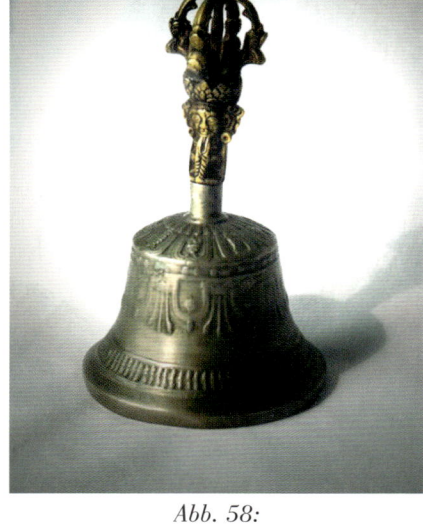

Abb. 58:

Tibetische Gebetsglocke:
Tribu

70

DIE TIBETISCHE GEBETSGLOCKE

Ebenso wie die Klangschalen hat auch die tibetische Gebetsglocke Tribu einen intensiven und obertonreichen Klang.

Sie ist eines der wichtigen Ritualinstrumente der tibetischen Mönche und wird mit der linken Hand während der Textrezitationen gespielt. Ebenso wie die Klangschalen kann sie einfach angeschlagen oder, indem man kontinuierlich mit einem Holzklöppel um ihren äußeren Rand kreist, zum Tönen gebracht werden.

Der sehr hohe Oberton, der durch den Metallschlegel in ihrem Innern erzeugt wird, symbolisiert das Männliche, die Glocke selbst das Weibliche.

DIE ZIMBELN

Die höchsten Töne von metallenen Instrumenten kommen sicherlich von den Zimbeln oder Ting Sha.

Diese beiden Metallscheiben, mit einer Schnur verbunden, weisen mikrotonale Stimmungsunterschiede auf, so daß sehr starke Schwebungen (fast identische Schwingungen,

gungen, die beim Aufeinandertreffen Geräusche verursachen) entstehen. Ihr langanhaltender hoher Ton hat einen starken Signalcharakter und kann zu Beginn oder zur Beendigung von Meditationen eingesetzt werden. In Indien fehlen sie bei keinem musikalischen Straßenensemble.

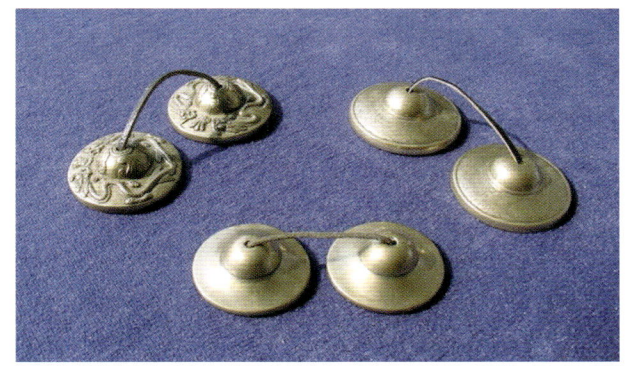

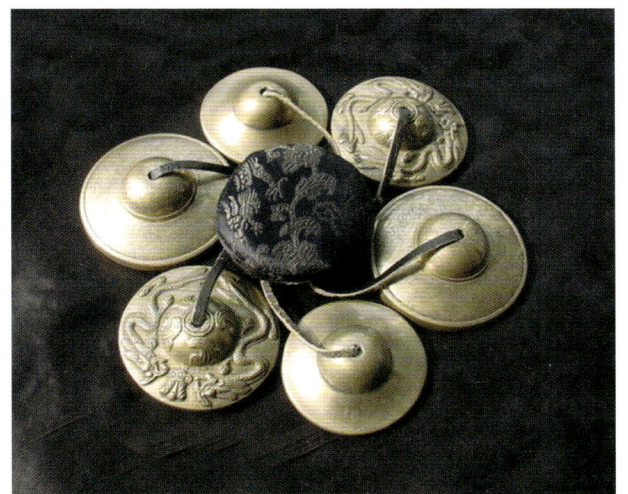

Abb. 59, 60: Zimbeln: Ting Sha

Die hohen Schwingungen der Zimbeln und deren Obertöne sollen übrigens eine Energie erzeugen, welche die Hirnrinde anregt. Dina Rees sagte über die Zimbeln: »Ganz sicher helfen sie bei Depressionen.«

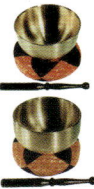
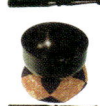
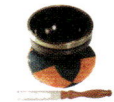
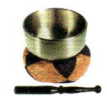
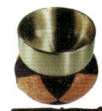

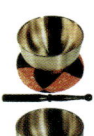
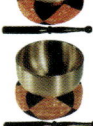
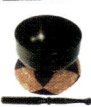
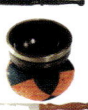
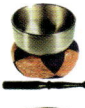
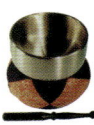

HANDHABUNG UND PFLEGE

KANN EINE SCHALE KAPUTTGEHEN?

Ja, sie kann. Ein schmerzliches, aber sehr deutlich in meiner Erinnerung gebliebenes Erlebnis war das Zerbrechen einer meiner großen tibetischen Metallklangschalen. Etwas, was ich nicht für möglich gehalten hatte, war geschehen:

Eine Seminarteilnehmerin probierte aus (allerdings auf mein Geheiß hin), wie sich die Schale auf dem Kopf anfühlen würde. Plötzlich fiel die Schale auf den Teppichboden und bekam einen etwa sechs Zentimeter langen Sprung unterhalb des Randes. Der Schock war bei der Teilnehmerin größer als bei mir. Und so mußte ich sie mehr trösten als sie mich. Aus diesem Vorfall entstand dann eine Freundschaft, die wohl bedeutender war als das Mißgeschick selbst. Trotzdem war es eine lehrreiche Erfahrung, aus der eine vorsichtigere Umgehensweise mit den Schalen resultierte.

Also: Gehen Sie achtsam mit Ihren Schalen um, lassen Sie sie nicht fallen, und packen Sie sie bei einem Transport gut ein.

KANN EINE SCHALE REPARIERT WERDEN?

Es kommt darauf an. Natürlich dachte ich, daß ein guter Silberschmied den Riß in meiner Schale »kitten« könnte. Aber dies gelang trotz zweimaligem Versuch nicht: Nach scheinbar erfolgreicher Reparatur stand die Schale so unter Spannung, daß nach geraumer Zeit wieder ein Riß entstand. Ich denke, daß bei kleineren Klangschalen eine Reparatur möglich ist, wenn diese denn überhaupt einmal reißen sollten.

DIE PFLEGE

Normalerweise braucht eine Klangschale nicht geputzt oder instand gehalten zu werden. Wenn sie viel benutzt wird – das heißt, wenn sich viele Fingerabdrücke auf ihr befinden –, können Sie sie mit einem Silberputztuch oder einem feuchten Tuch säubern.

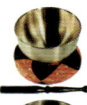
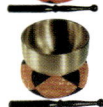

Wenn es allerdings ein »altes Stück« ist, sollten Sie das – wenn überhaupt – nur mit aller Vorsicht tun. Die sogenannte Patina, also der altersbedingte Oberflächenbelag, ist ein Qualitätsmerkmal und Bestandteil einer alten Schale, die blank geputzt, weitaus weniger »original« aussähe.

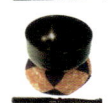

Die neuen Schalen, die meistens aus Messing bestehen, kann man getrost mit einem Putzmittel glänzend reiben.

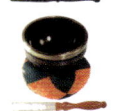

Sollten durch Feuchtigkeit doch einmal Grünspanstellen auftauchen, so kann man die Stellen vorsichtig mit feinem Sandpapier oder mit Putzmittel entfernen.

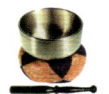

Ich selbst bin mit den Schalen und einem chinesischen Gong oft im Thermalwasser. Sollten Sie – auch in der eige-

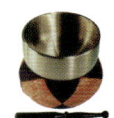

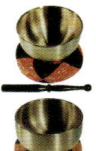
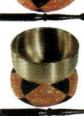
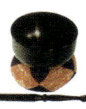
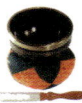

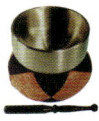

nen Badewanne durchaus zu empfehlen – einmal ein solches Klangbad nehmen, dann trocknen Sie die Schalen anschließend gründlich ab, damit sie keine unansehnlichen Flecken bekommen.

74

DER KLANGSCHALEN-KOAN

Eine beliebige Klangschale steht vor mir. Ich halte sie mit meiner linken Hand am Rand fest und schlage sie an. Dies gibt ein unschönes »Klack«. Dann lasse ich los und schlage sie sanft mit einem Lederschlegel am äußersten Rand an, so daß sie tönen kann.

Ein klares Bild und Beispiel für uns selbst: für ein »Festhalten« oder Verspannen unseres Selbst, das nicht immer locker und schwingungsfähig ist. Und dann das Schwingen und Tönen der freistehenden Schale, die den vollen Ton von sich gibt, wenn sie nicht festgehalten wird.

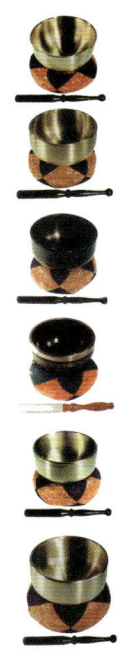

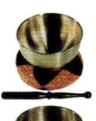

ANHANG

KLANGSCHALEN-DISKOGRAPHIE

Abaton Vibra: Planet Sound – Die Reise durch die Chakren//Planet Sound 2 – Die Reise nach innen

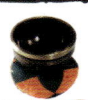

Acama: Bell of Tibet

Back, Hans de: Singing Bowl Meditation 1

Becher, Danny: Tibetan Singing Bowl

Marek, Vlasta: Tibetan Bowls – Overtone Music

Sangeet, Antar: Klangschalen-Meditation – Vier Klangbilder mit Klangschalen

Tillmann, Rainer: Nada – The Sound of Planets 1 + 2//Deva – Crystal Sounds// Prana-Gongs and Tibetan Singing Bowls for Meditation + Healing//Chakra-Delight

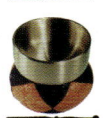

Tillmann, Rainer + Back, Hans de: Ancient Treasures

Wiese, Klaus: Tibetische Klangschalen 2

FOTONACHWEIS/COPYRIGHT

- Die Fotos Nr. 2, 3, 6 und 7: © Klang & Stille GmbH, Weinsberg
- Die Fotos Nr. 48, 49, 52 und 53: © Christoph Grosse, Pforzheim
- Alle anderen Fotos: © Michael Reimann & Claudia Krüger

SEMINARE IN DARMSTADT

Termine erfragen Sie bitte bei:

Schirner Buchhandlung
Elisabethenstr. 20-22
64283 Darmstadt
Tel.: 06151-293939
Fax: 06151-23712

Oder schauen Sie unter:
www.schirner.com

ADRESSEN

Michael Reimann, Ernst-Jäger-Str. 4, 51766 Engelskirchen, Tel.: 02263-951602, Fax: 02263-951601, Mobil: 0177-2388506, Website: www.michaelreimann.de oder acronmusic.de; Aqua-Wellness, Klangmassagen, Seminare, CD-Produktion, Wellness-Reisen, Bücher, CDs, Konzerte

Claudia Krüger, Berrenrather Str. 288, 50937 Köln, Tel.: 0221-4307744; Klang-schalen-Massage

Klang & Stille GmbH, Ute Schombert, Fachversand für Meditationsbedarf, Klang-schalen und Zubehör, Hauptstr. 17, 74189 Weinsberg, Tel.: 07134-23448

Freies Musikzentrum München, Ismaninger Str. 29, 81675 München, Tel.: 089-4706314; Musikseminare

Institut für Klang-Massage-Therapie, Peter Hess, Ortheide 29, 27305 Uenzen, Tel.: 04252-939809, Email: info@klang.massage-therapie.de; Seminare und Acama-Klangschalen

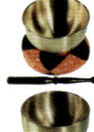

Schloß Freudenberg, Gesellschaft Natur & Kunst (Erfahrungsfeld von Kükelhaus), 65201 Wiesbaden, Tel.: 0611-9410725, Website: www.schlossfreudenberg.de

Kieffer's Musik, G6.1, 68159 Mannheim, Tel.: 0621-10914(15); Instrumente aus aller Welt, Musikliteratur

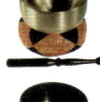

Obertonhaus, Georg Müller & Hildegard Ankly, Pestalozzistr. 30, 80469 München, Tel.: 089-77 93 99; tibetische Klangschalen, Gongs, Didgeridoos

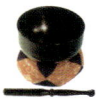

Die Welt der 1000 Klänge, Inh. Florian Raeck, Hahnenfurterstr. 3, 40629 Düssel-dorf, Tel.: 0211-282478, Email: fraeck@1000-klaenge.de, Website: www.1000-klaenge.de; Asienimporte: Klangschalen, Tamburas etc.

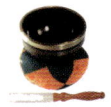

Phenomena, Christoph Grosse, Brettener Str. 41, 75177 Pforzheim, Tel.: 07231-358765; Wasserspringschalen

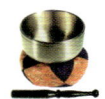

Abaton Vibra, Frank Plate, Jahnstr. 40, 70771 Leinfelden-Echterdingen, Tel: 0711-701356; Planetenklangschalen

Steinklang, Inh. Peter Stein, Malmishaus 8, 88273 Frontreute, Tel.: 07584-290798, Email: klang@steinklang.de, Website: www.steinklang.de; Obertoninstrumente für Therapie, Musik und Meditation – Herstellung und Verkauf

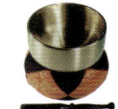

CLAUDIA KRÜGER

Eigentlich Übersetzerin und Dolmetscherin (Studium an der Humboldt-Universität Berlin), hält Claudia Krüger nach einer Ausbildung in NLP (Master) Streß-Bewältigungs-Seminare und Einzelcoachings für Menschen in verschiedenen Umbruchsituationen (privat, beruflich).

Musik ist seit ihrer Kindheit eine wichtige Komponente in ihrem Leben, wie viel Hausmusik, über zehn Jahre Violoncello-Unterricht und jahrelange Chorerfahrung nahelegen. Eine Ausbildung in Klang(schalen)massage nach Peter Hess® (siehe Adressen) ermöglicht ihr seitdem, Einzelsitzungen oder Klangseminare für Erwachsene bzw. Klangnachmittage für Kinder anzubieten.

Claudia Krüger über ihre Arbeit: »Sowohl bei meiner Arbeit als Konferenzdolmetscherin als auch beim EINKLANG MENTALTRAINING ist die Kommunikation die Basis. Denn hier wie dort gibt es ›Übersetzungsprobleme‹ – zwischen (verschiedensprachigen) Menschen, zwischen Körper und Geist. Meine Aufgabe sehe ich deshalb immer in der kommunikativen Lösung, ich bin der Vermittler, der mehrere Sprachen kennt – die tatsächlichen und die der Klänge – und setze die Kenntnis dieser Sprachen zum Wohle der Menschen ein.«

SOUNDS ACR⊚N FOR YOU
M U S I C

SEMINARE-AQUA WELLNESS-REISEN
KONZERTE-LITERATUR-CD-PRODUKTION

Möchten Sie

- mit Klangmassagen Erholung für Körper, Seele und Geist finden?
- sich in einem Kurzurlaub auf Teneriffa mit Musik und Tanz erholen?
- Ayurveda und Aqua-Wellness auf Sri Lanka genießen?
- in Bad Sulza im körperwarmen Wasser getragen werden und dabei Musik unter Wasser hören?
- Improvisationen am Klavier oder mit Naturinstrumenten erleben?
- die harmonisierende Kraft der Musik in sich selbst kultivieren?

Dann seien Sie HERZLICH WILLKOMMEN!

Mit klingenden Grüßen

Ihr

Michael Reimann

Bitte fordern Sie das neue Gesamtprogramm an!

MICHAEL REIMANN

Tel. 02263-951602 Fax. 02263-951601
e-mail:acronmusic.reimann@t-online.de
homepage:www.michaelreimann.de

Michael Reimann

Musik

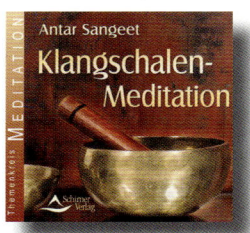

Antar Sangeet
Klangschalen-Meditation
ISBN 978-3-930944-093-8

Lassen Sie sich auf eine faszinierende Reise durch die Klangwelt Asiens entführen, wo Klangschalen schon seit 5000 Jahren in der Meditation und zur Heilungsunterstützung eingesetzt werden. Die harmonisch zusammengestellten Schalen unterschiedlicher Klangfarbe, die mit einem Holzstab gerieben werden, schwingen nicht nur in ihrem Grundton, sondern lassen auch oft die für asiatische Musik so typischen Obertöne hören. Die meditative Grundstimmung der hier vorgestellten vier Stücke findet ihren Höhepunkt im letzten Stück, das den Zuhörer allmählich in die vollkommene Stille geleitet.

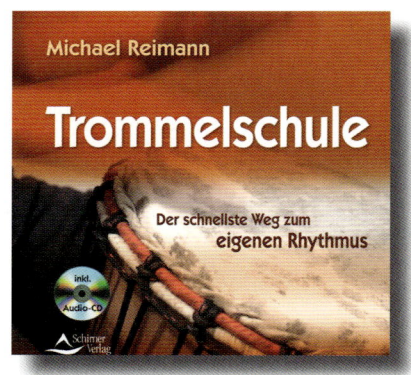

Michael Reimann
Trommelschule
inkl. Übungs-CD mit 21 Hörspielen
112 Seiten
ISBN 978-3-89767-919-1

Ein leicht verständlicher Leitfaden zum Erfolg für angehende Trommelkünstler.

Allein schon die beiliegende CD mit 21 Hörbeispielen macht den Einstieg zum Vergnügen: Michael Reimann lädt dazu ein, sich eine Trommel — oder einfach etwas, auf dem es sich trommeln lässt (einen Eimer, einen Tisch, einen Topf etc.) — zu nehmen und loszulegen. Er garantiert: Jeder kann, voraussetzungslos — unter seiner Anleitung trommeln lernen! Sogar ohne Trommel.

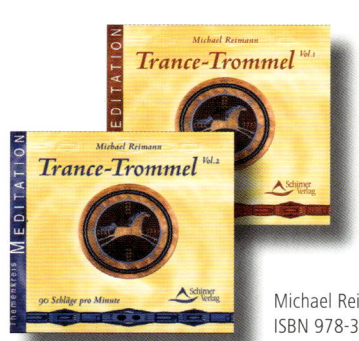

Handeschlagener Trommelrhythmus für Trance-Reisen: Vol. 1 mit 120 Schlägen pro Minute, Vol. 2 mit 90 Schlägen pro Minute.

Michael Reinmann: Trance-Trommel Vol. 1
ISBN 978-3-930944-135-5

Michael Reinmann: Trance-Trommel Vol. 2
ISBN 978-3-930944-136-2

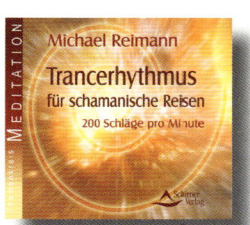

Michael Reinmann: Trance-Rhythmus
für schamanische Reisen
200 Schläge pro Minute
ISBN 978-3-89767-945-0